健康ライブラリー　イラスト版

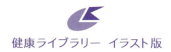

自傷・自殺のことがわかる本

自分を傷つけない生き方のレッスン

国立精神・神経医療研究センター精神保健研究所
松本俊彦 監修

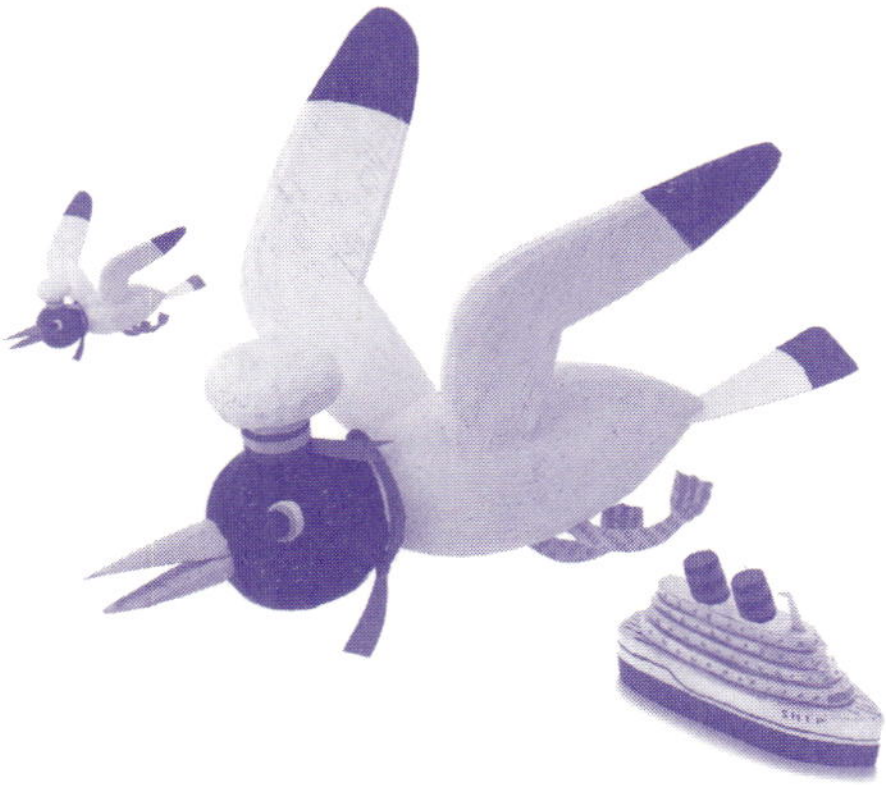

講談社

まえがき

リストカットなどの自傷をする人や、SNSなどで「死にたい」とつぶやく人は、さまざまな誤解や偏見にさらされています。しばしば耳にするのは、「人の気を引こうとしている」という批判です。しかし、本当にそうでしょうか。そうした行動や発言の多くは、人目を避けてこっそりと、あるいは匿名のかたちでおこなわれます。どう考えても、人の気を引くのに効果的なやり方とはいえません。

「リストカットする奴／『死ぬ』と言う奴にかぎって死なない」といった決めつけもよく聞きますが、これもまちがいです。たしかにその人たちは、今はまだ自殺する決意を固めていないかもしれませんが、「死にたいくらいつらい状況」にはあるのです。ですから、もしもその状況が長期間続けば、自殺が差し迫ったものとなる危険があります。事実、さまざまな研究は、自傷や「死にたい」気持ちを経験した人は、将来の自殺死亡率が非常に高いことを明らかにしているのです。

自傷や自殺する人には、ある共通する行動パターンがあります。それは、「つらいときに人に助けを求めない」ことです。たとえば、自傷をくり返す人は、「人は裏切るけど、リストカットは決して私を裏切らない」と信じ、誰かに助けを求めるかわりに自分の体を傷つけます。「死にたい」と考える人は、その気持ちを誰かに打ち明けた結果、無視されたり、否定されたりするのを恐れて、SNSでひそかに思いをつぶやきます。もしかすると、この人たちの行動のなかで最も自傷的なふるまいは、リストカットでもオーバードーズ（過量服薬）でもなく、「つらいときに人に助けを求めない」ことなのかもしれません。

しかし、こうしたことは一般の人々にはあまり知られていません。それどころか人々は、自傷をくり返す人や「死にたい」とつぶやく人に苛立ち、ともすれば叱責や説教でそうした言動を禁止して、表面上の解決に躍起となる傾向があります。これでは、自傷的な人たちは心を閉ざして孤立を深め、ますます人に助けを求めなくなるだけです。

今回私が、講談社の「健康ライブラリー イラスト版」シリーズから本書を刊行するのを決意したのは、もっと多くの人に自傷や自殺の本当のことを知ってほしいという願いからです。もしも自傷をくり返したり、「死にたい」とつぶやいたりする人に対して、今よりほんの少しでも優しい社会になれば、彼らの孤立は緩和され、リアルな世界で人に助けを求める気になり、そのことがひいては自殺予防にもつながるかもしれない——そう信じるからです。

本書には、今まさに自傷や「死にたい」気持ちに悩む当事者にとってすぐに役立つスキルや情報も、たくさん提示されています。しかし、注意してください。くれぐれも、ここに書かれたことをすべて実行しようとしないことです。大切なのは、自分にとって都合のよいものだけを採用すること、すなわち、「イイトコ取り」です。そして忘れないでください。嫌なものを嫌といい、納得できないことには従わず、苦手な人を避けることは、生き延びるうえで必要な技術である、ということを。

ともあれ、人生において最も悲惨なことは、ひどい目に遭うことではなく、一人で苦しむことです。その意味で、本書が一人でも多くの当事者の孤立をやわらげ、適切な支援を受けるきっかけとなることを願っています。

国立精神・神経医療研究センター
精神保健研究所薬物依存研究部部長　松本 俊彦

自傷・自殺のことがわかる本

自分を傷つけない生き方のレッスン

もくじ

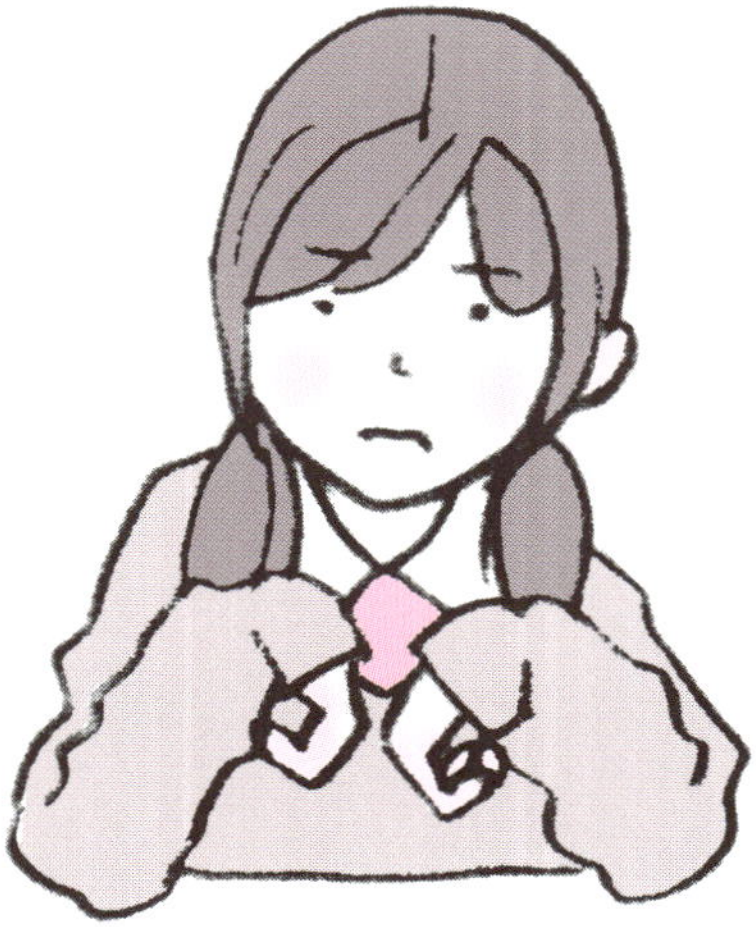

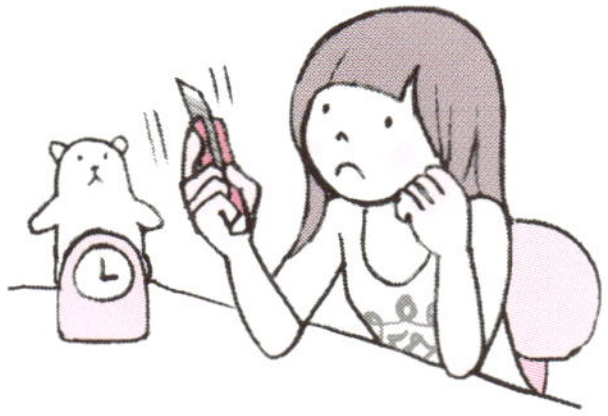

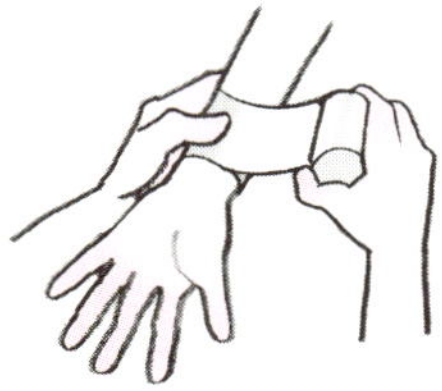

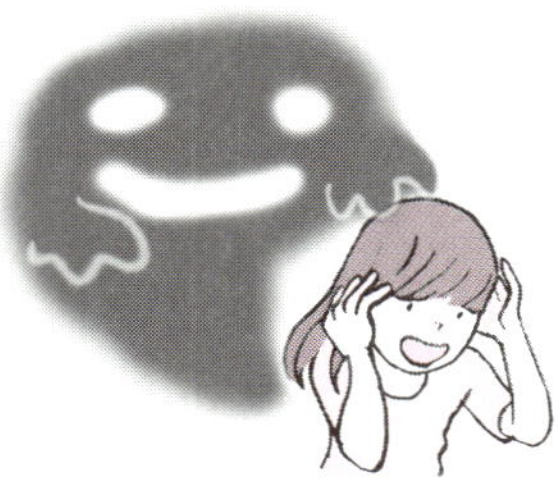

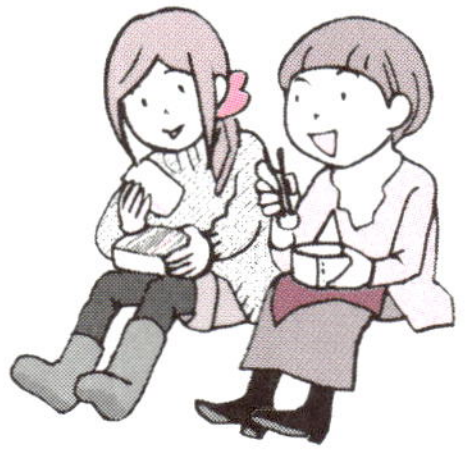

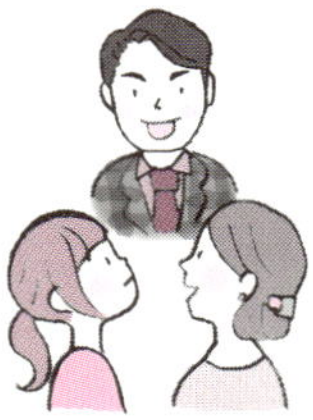

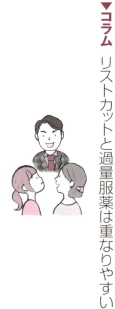

どうすればいい？
なにができる？

今、「あなた」にできることから始めよう

リストカットなどの自傷をくり返さないために、あるいは死にたい、消えたいという気持ちをやわらげるために、「あなた」ができることはなんでしょう？

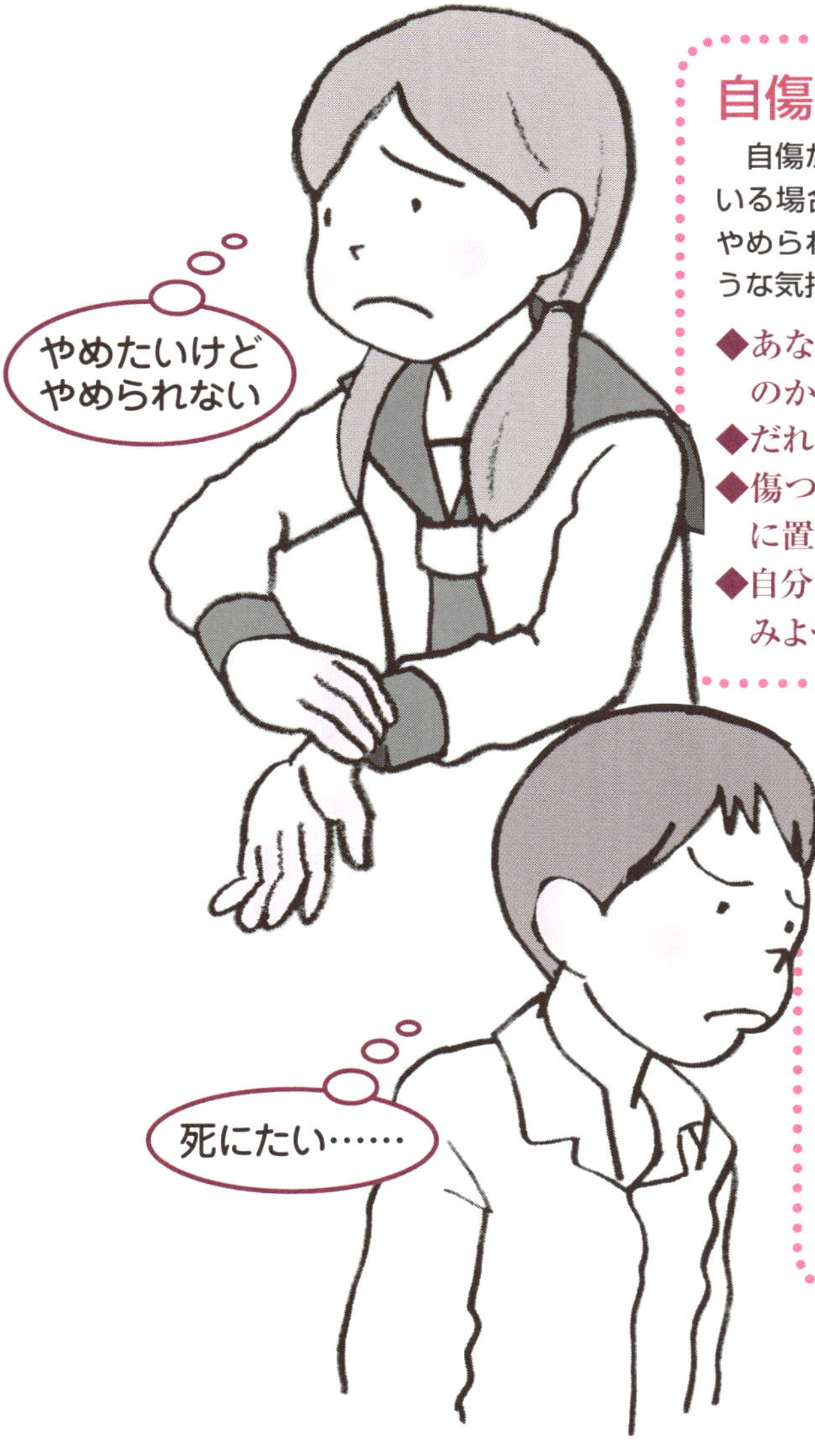
やめたいけど
やめられない
死にたい……

自傷をくり返しているあなたへ

自傷が自分の気持ちをコントロールする手段になっている場合、「自傷をやめよう」と思うだけではなかなかやめられません。自分を傷つけずにはいられなくなるような気持ちとのつきあい方を練習していきましょう。

◆あなたにとって、自傷がどんな意味をもつものなのか、考えてみよう（→第1章）

◆だれかに自分の気持ちを話してみよう（→第2章）

◆傷つけたい、切りたいという衝動を、ほかの行動に置き換えてみよう（→第3、4章）

◆自分が苦しくなる状況や、人との関係を見直してみよう（→第5章）

死にたい気持ちでいっぱいのあなたへ

自傷の効果は一時的なもの。くり返すうちに自分を傷つけてもなお、心の苦痛が消えなくなることもあります。今、あなたに必要なのは、だれかに自分の気持ちを伝えてみること。「だれにも頼れない」とあきらめないでください。

◆援助を求めよう（→40～45ページ）

「うちの子が……」「友だちが……」と相談された人へのお願い

本人と近い関係にある人は、対応に悩んだり自信を失ったりしていることが多いもの。その思いの受け皿になりうるのが、あなたです。

批判はせずに話を聞くことが、なによりの支えになります。本人に近い関係にある人がホッとできる時間をつくることが、間接的に本人を支えることにつながります。

家族の方へ

ごく近い関係にあるあなたの適切な対応は、本人の大きな支えになります。でも、ごく近い関係だからこそ、なかなかうまくいかないということも。あなた自身にも支えが必要です。

◆本人の行動の裏にある思いに気づこう（→第1章）

◆対応のしかたを見直そう（→第3章）

◆あなた自身の相談先を見つけよう（→第2章）

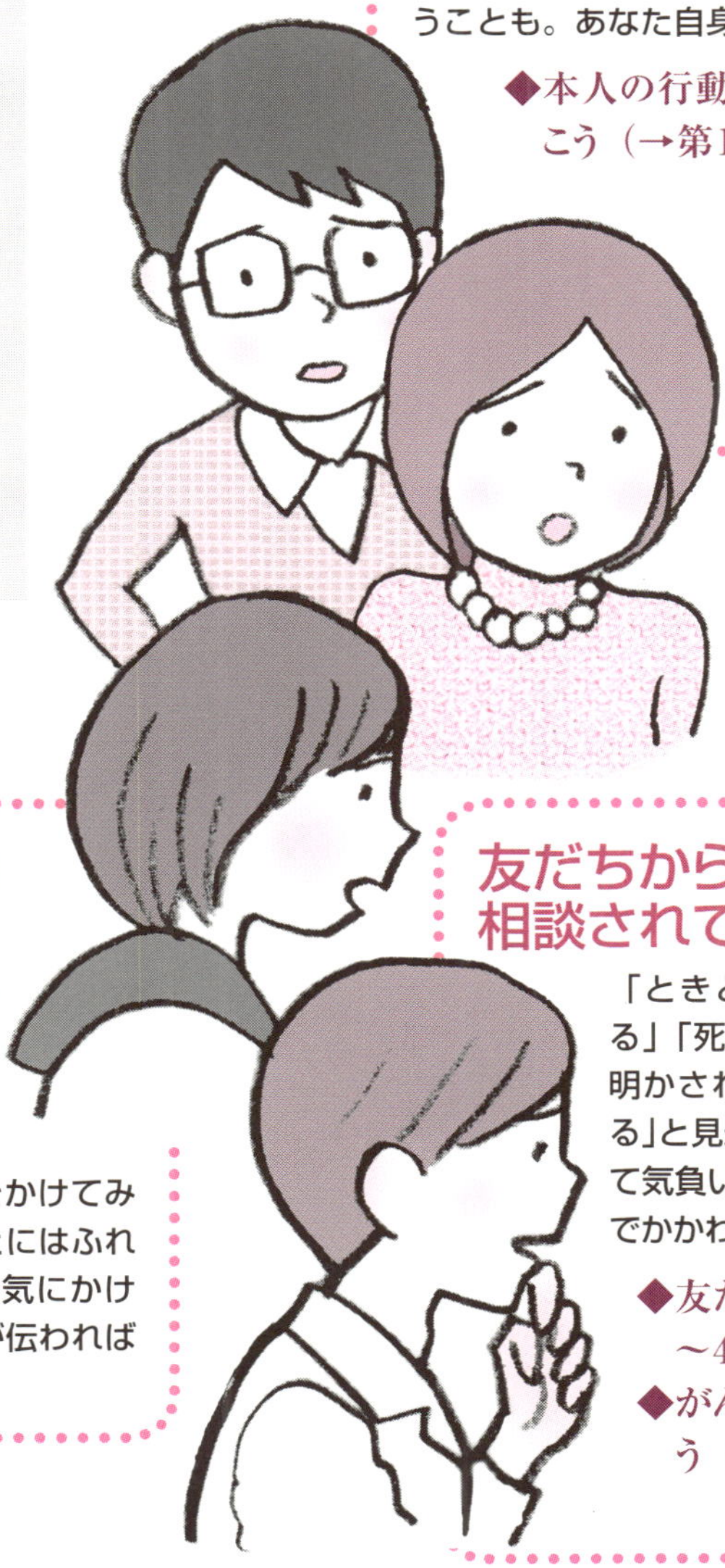

たまたま友だちの傷に気づいてしまったあなたへ

「心配だけど、聞いたら悪いかな?」などと遠慮せず、「元気？」「疲れているみたいだけど大丈夫？」などと声をかけてみてください。直接、傷のことにはふれなくても、「あなたのことを気にかけている」というメッセージが伝わればよいのです。

友だちから相談されているあなたへ

「ときどきリストカットしている」「死にたい」などと心の内を明かされたあなたは、「信用できる」と見込まれた人。だからといって気負いすぎないで！できる範囲でかかわりを保つことが大切です。

◆友だちの話を聞こう（→ 46～47ページ）

◆がんばりすぎないようにしよう（→32、48～49ページ）

どうすればいい？
なにができる？

新しい傷をつくってしまったときに

生々しい傷をきちんと手当てしておくことも、自傷に頼らずに生きていけるようにするためには大切なことです。

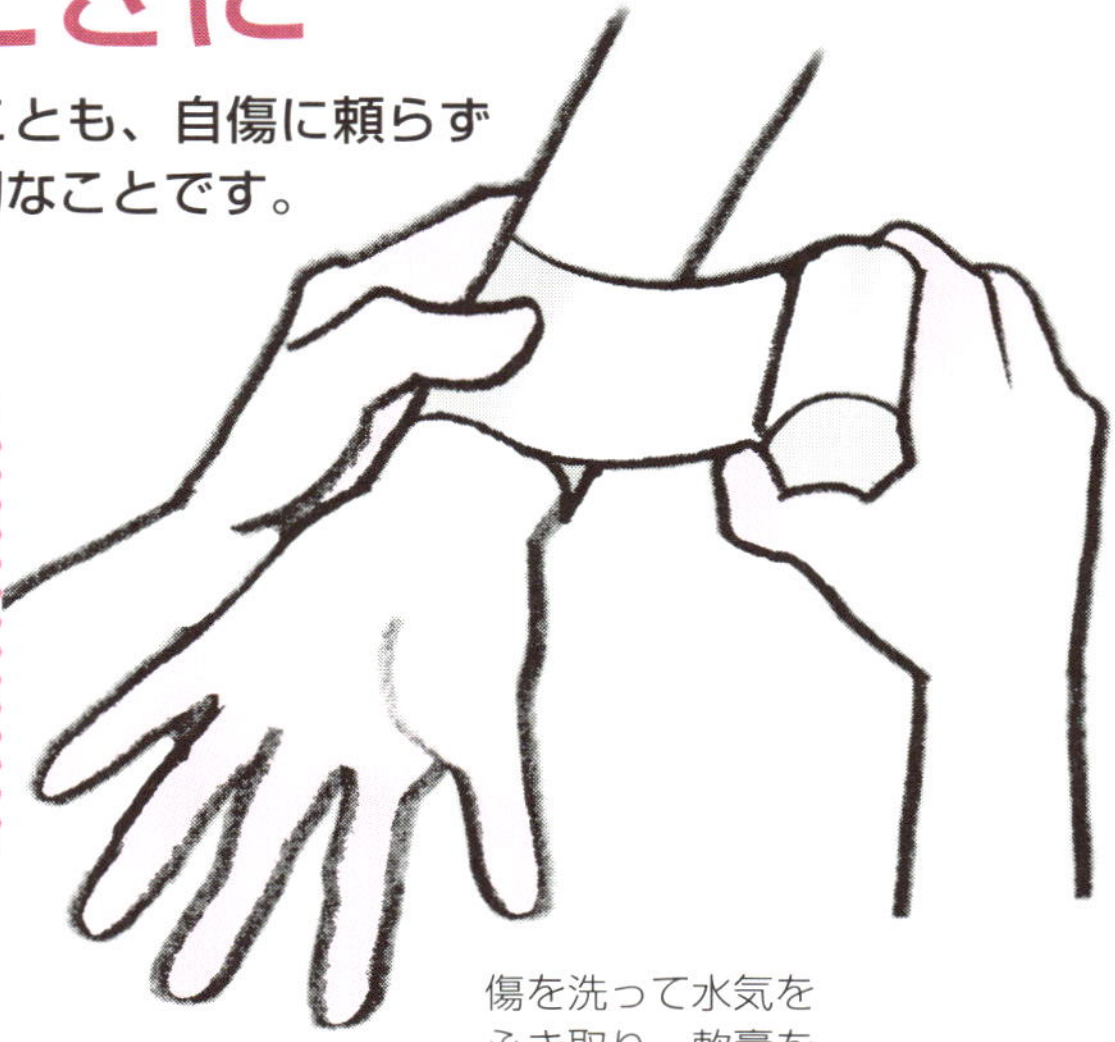

傷を洗って水気をふき取り、軟膏を塗って保護する

傷が浅くても放っておかない

傷つける行為だけでなく、できた傷をケアしないことも自傷の一種です。「切りたい」などという衝動にあらがうのはむずかしいときも、自傷後の行動は変えやすいもの。傷が浅くても、きちんと手当てするようにしましょう。

まわりの人へ

穏やかな態度で傷の手当てを

傷に気づいたとき、大げさに騒ぐのも知らないふりをするのも、よい対応とはいえません。穏やかな態度で接することを心がけます。傷の状態を確認し、一連の手当てをおこないましょう（→56ページ）。

医療機関で処置を受けたほうがよいことも

リストカットなどの切り傷の場合、皮下脂肪が見えるくらい傷が深ければ、外科などで縫合してもらったほうが傷跡は目立ちにくくなります。

傷が深い／なかなか出血が止まらない

出血が続くようなら救急外来へ。血が止まっても傷が深いようなら早めに受診し、縫合してもらいましょう。

本人の意識がもうろうとしている

処方薬などを大量に服用した疑いがあれば救急外来へ！

第1章

「切りたい」「死にたい」の実態

身近な人が自傷をくり返していたり、
自殺願望をもっていたりすると知ったとき、動揺するのは当然です。
しかし、ここは落ち着いて考えてみましょう。
なぜ、「切りたい」という思いが生まれるのか、
なぜ、「死にたい」「消えたい」と訴えるのか。
それを理解することが、今後の対応を考える基本です。

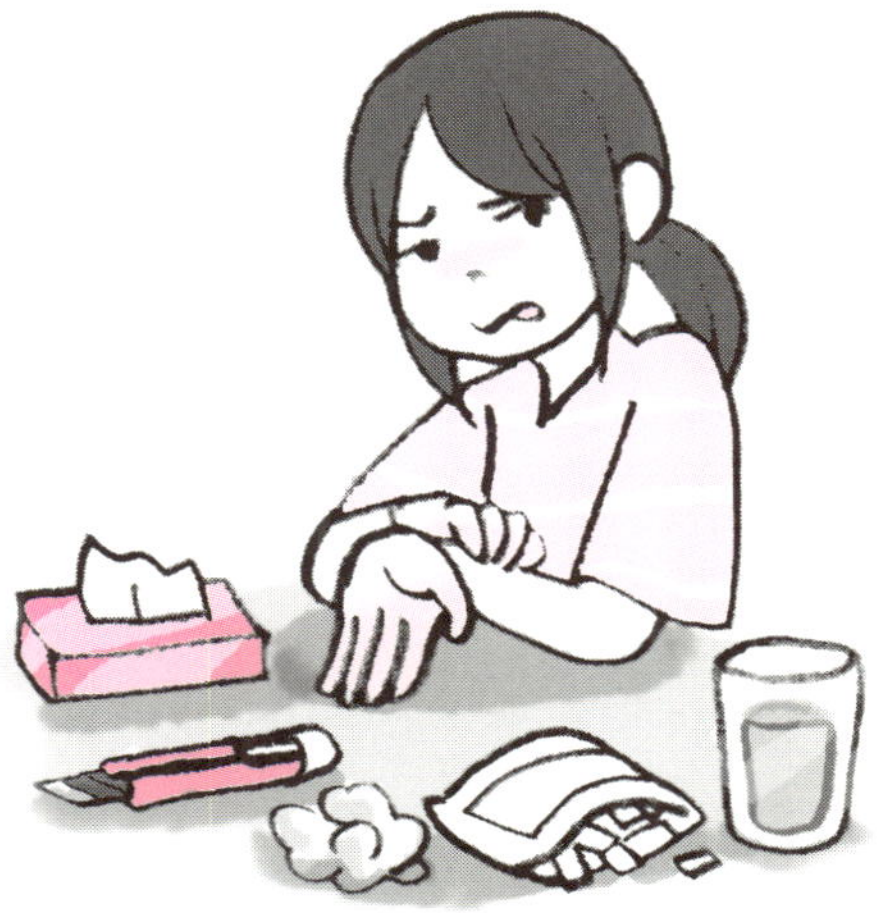

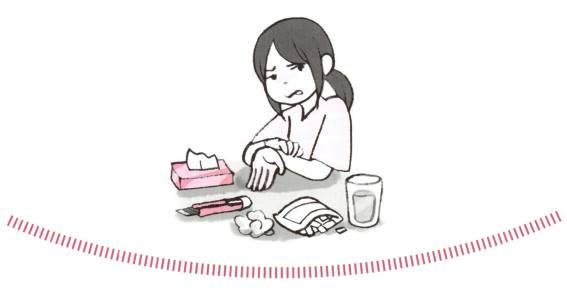

大人が知らない現実

「切りたい」も「死にたい」も珍しいことではない

「自傷は一部の変わった人がすること」「『死にたい』なんて口先だけ」と思われがち。しかし、自傷の経験や本気で死にたいと考えたことがある人は、決して少なくありません。

「死にたい」という思いは身近なもの

自殺したいと考えることと、実際に自殺を試みることの間には見えない壁があります。壁を越える人は減少傾向にありますが、壁のそばにいる人は減っていません。

自殺者数は減っている

平成 10 年を境に 3 万人を超えていた日本の自殺者の数は、平成 21 年以降、減少傾向に。近年は横ばいの状態です。

平成21年 **3万2845人**
↓
令和 5 年 **2万1837人**

（警察庁自殺統計原票データによる）

でも……

「自殺を考えたことがある」と答えた人は増えている

20 歳以上を対象にした調査結果では、およそ 4 人に 1 人が過去に自殺を考えたことがあると答えています。

平成20年 **19.1%**
↓
平成28年 **23.6%**

（厚生労働省「平成 28 年度自殺対策に関する意識調査」による）

自殺死亡率※は若い世代ほど減っていない

大きく減ったのは中高年層。10代はむしろ増加しています。

	平成21年		令和 5 年
50代	38.5	→	23.4
20代	24.1	→	19.8
10代	4.7	→	7.5

※ 自殺死亡率は、人口 10 万人当たりの自殺者数。人口は総務省統計局の人口推計月報（毎年10月1日現在）の総人口に基づく（警察庁自殺統計原票データによる）

「切りたい」「死にたい」思いは隠されがち

数々の報告から、意外に多くの人が自殺を考えた経験をもち、若い世代では自傷の経験がある人も多いことが明らかになっています。

「切りたい」衝動はひそかに実行されている

自傷行為のなかで最もよくみられるのは、刃物で自分の手首に傷をつける行為、いわゆるリストカットです。「切りたい」という衝動は、即座に「切る」という行為に結びつきやすい傾向があります。

10代のおよそ10人に1人は自傷の経験がある

中高生を対象にした複数の調査では、およそ1割の子が「わざと自分の体を刃物で傷つけたことがある」と答えています。しかし、周囲の大人のほとんどは、子どもの自傷に気づいていません（→ 34ページ）。

「死にたい」から「切りたい」わけじゃない

自傷の多くは、つらい気持ちを解消するためにくり返されます。しばしば切りたくなるからといって、必ずしも「死にたい」と思っているわけではありません。

でも……

自傷は自殺のリスクを上昇させる

10代で自傷した経験がある人は、その後10年以内に自殺によって死亡するリスクが、そうでない人の数百倍にものぼると報告されています（Owens et al, 2002）。

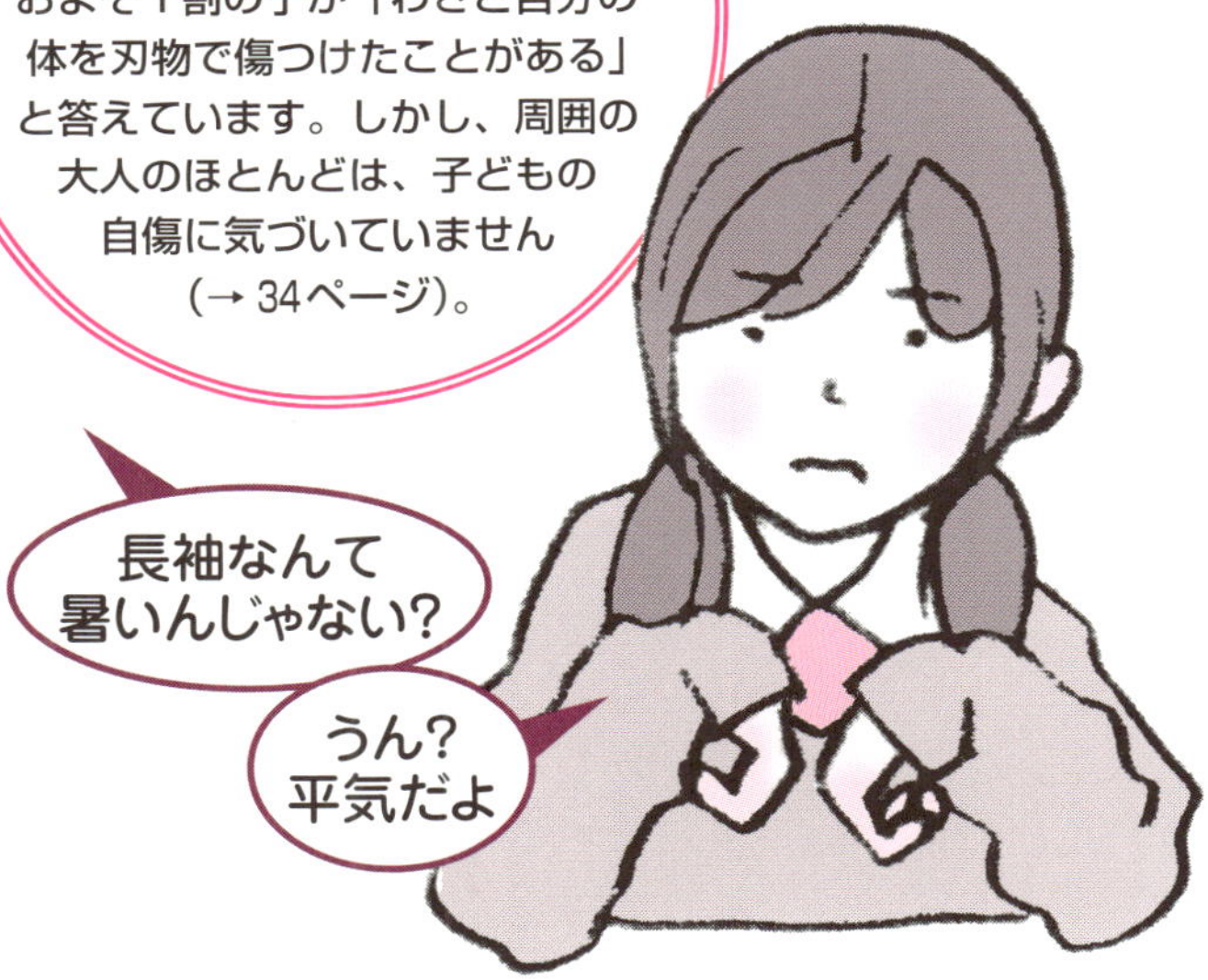
長袖なんて暑いんじゃない?
うん? 平気だよ

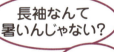

大半の自傷は「大人の目」からは隠されている

だからといって、よくあることと過小評価すべきではありません。自傷のくり返しや「死にたい」という思いが、本当の死につながるリスクもあることは、しっかり認識しておく必要があります。

ただ、乗り越えられない問題とあきらめることもありません。本人の取り組みやまわりの適切な対応で、危機的な状況から逃れられる可能性も高いのですから。

なぜ切りたくなるのか①

生きていたいから、つらい気持ちを切り離したい

自傷は当然のことながら痛みを伴う行為です。それでもなお、あえて自分の体を切るのは、体の痛みよりも耐えがたい心の苦痛があるからです。

切りたくなるのは苦しいとき

自傷は、自分の心の苦しさをなんとかしたくておこなわれるもの。自殺の手段として選択される例はまれです。

死にたくなるほどつらい

初回の自傷は自殺しようとして切る子もいるが、リストカットによる出血死はごくまれ。「死にたい」と思っている場合も、切るのは「死にたいほどのつらさ」をやわらげるため

かまってほしいわけじゃない

「わかってほしい」という気持ちはあっても、人前で自傷する人はまれ。アピールが主目的ではなく、ひとりでは耐えられないほどつらい、ということ

▼自傷する理由

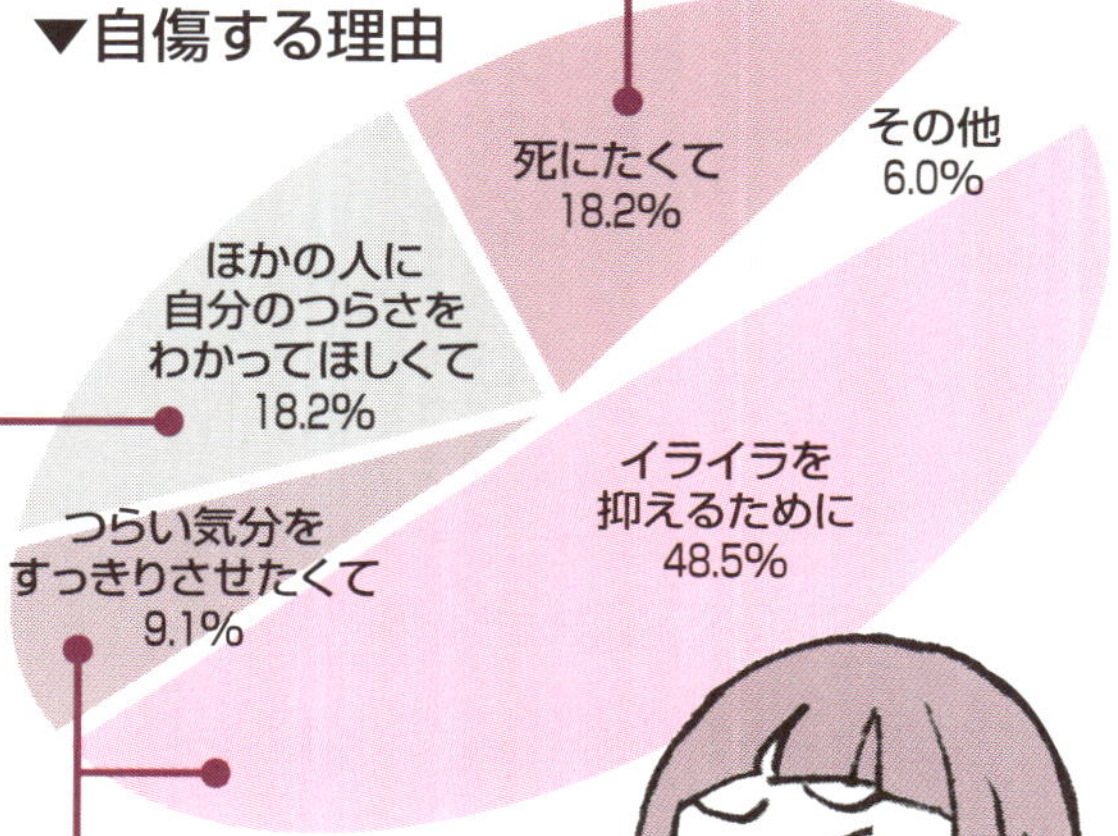

死にたくて
18.2%
その他
6.0%
ほかの人に
自分のつらさを
わかってほしくて
18.2%
イライラを
抑えるために
48.5%
つらい気分を
すっきりさせたくて
9.1%

自分の体を切ったことがある10代の女性を対象にした調査結果（Matsumoto et al, 2004による）

つらい思いをなんとかしたい！

イライラやつらさの原因がはっきりしない、わかっていてもどうしようもないときに、自傷が起きやすい

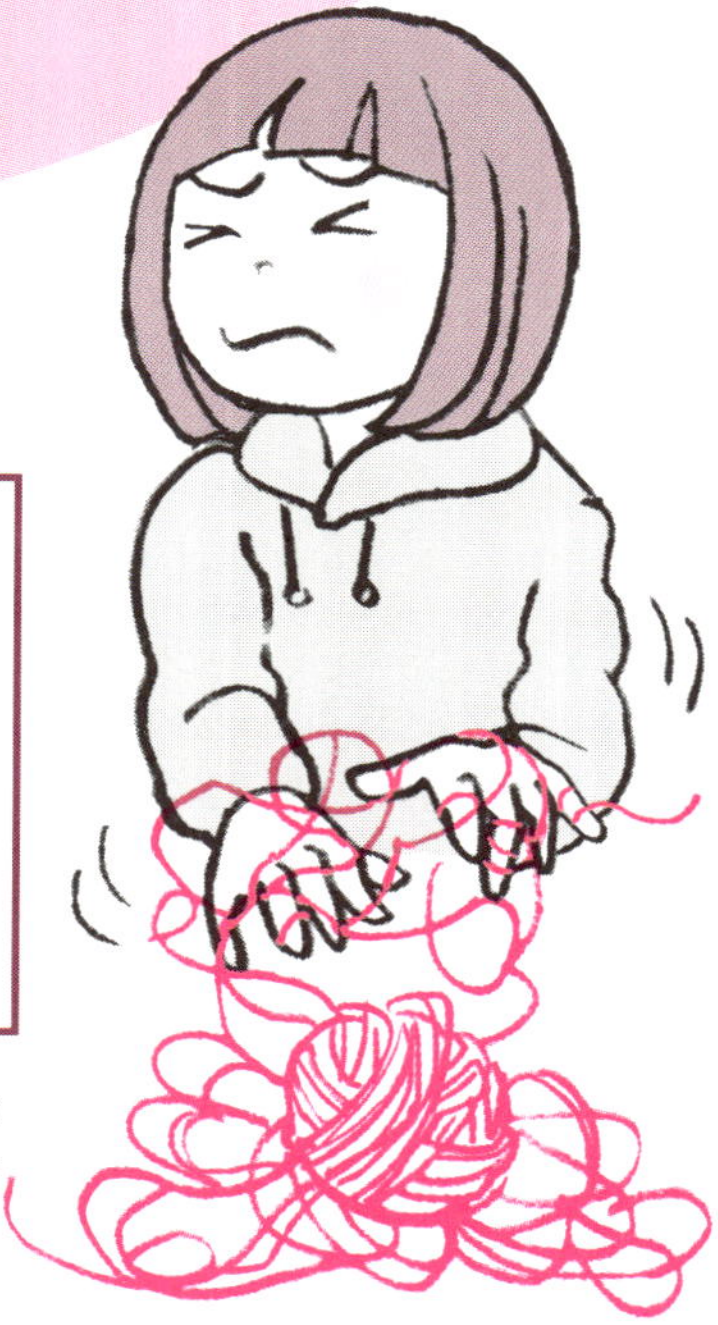

もつれた心の糸がからみついて気持ち悪い！

体の痛みで心の痛みにふたをしたい

リストカットに代表される自傷行為の多くは、自殺のための手段としては確実性の低い方法です。

切ってなにが変わるのか？

自傷によって得られるものは、気分の変化です。「自分の体を切る」という行為によって、「つらい思いが切り離される」という意識上の変化を感じている人も少なくありません。

すっきりする

不安や孤独、怒りや絶望感など、とても苦しい感情がやわらぐ

ホッとする

つらくてたまらないとき、無意識のうちに刃物で皮膚を切ってしまう。赤い血がにじみ出てくるのを見ると、現実感を取り戻せる

体の痛みのほうが耐えやすい

正体不明の心の痛みより、「ここが痛い」「切ったせいだ」とはっきりわかる体の痛みのほうが、ずっと扱いやすい

生きるために切っている！

苦しくてたまらず生きているのがつらいけれど、自傷すれば楽になる。だから、死なないために、生きていくために切っている

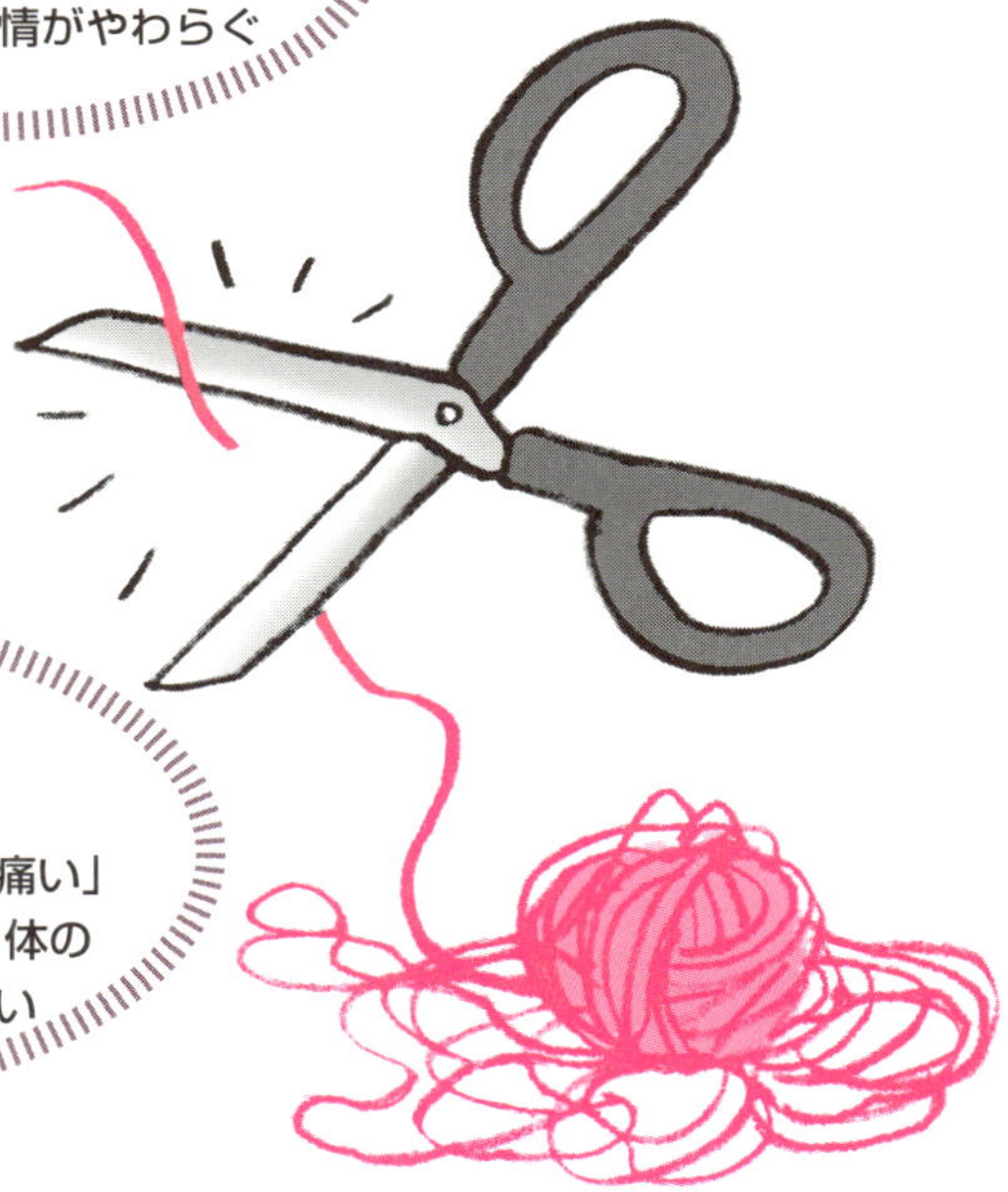

もつれた部分は、切ってしまえば「なかったもの」にできる

一方で、自傷には「心の痛みの鎮痛薬」とでもいうべき効果があります。皮膚がかゆくてたまらないとき、キンキンに冷えた保冷剤を当てると、冷たい刺激でかゆみが一時的におさまります。これと同じように、心の混乱や痛み、不快感にふたをする別の刺激として体の痛みが役立つこともあるわけです。

多くの人にとって、体の痛みはできれば経験したくない不快な感覚です。それほど不快な感覚ですら「まだまし」と思えるほど心の痛みが強いときに、自傷は起きやすくなります。

それだけ苦しいのですから、「死にたい」「消えたい」という思いをもつこともあるでしょう。それでも「生きていたい」から、自傷はくり返されるのです。

なぜ切りたくなるのか②

きっかけは表面的なもの。原因は単純化しにくい

自傷は、心の痛みや不快感が強いときに起きるもの。
自分を傷つけたくなるほどの心の痛みはなぜ、どんなときに生まれるのでしょう？

引き金=原因じゃない

はたからみれば「よくあること」が自傷のきっかけになることもありますが、原因はもっと複雑です。本人を問いつめても、「なんとなくイライラしてしまって」などと言うばかりで、引き金の特定すらむずかしいこともあります。

きっかけになる出来事

深刻なトラブルだけでなく、「友だちの返事がそっけなかった」「テストの成績が（少し）下がった」など、まわりの人にはたいしたことはないように思える出来事が自傷の引き金になることも

- いじめ・虐待・暴行の被害
- 人間関係のトラブル
- 成績不振
- その他

耐えがたい不快感

怒り、恐怖、恥辱、絶望などの不快な感情でいっぱいになる。直近の出来事が引き金となって、過去に味わった強い不快感が呼び覚まされてしまうことも（→71ページ）

自傷

不快感を断ち切るために、自分の体を切ってしまう

「切る」以外の方法がとられることも

コンパスの針などで皮膚を突き刺す、ものに当たる、皮膚をむしる、火のついたタバコの先などで皮膚を焼くなどといった行為も、自傷に含まれます。

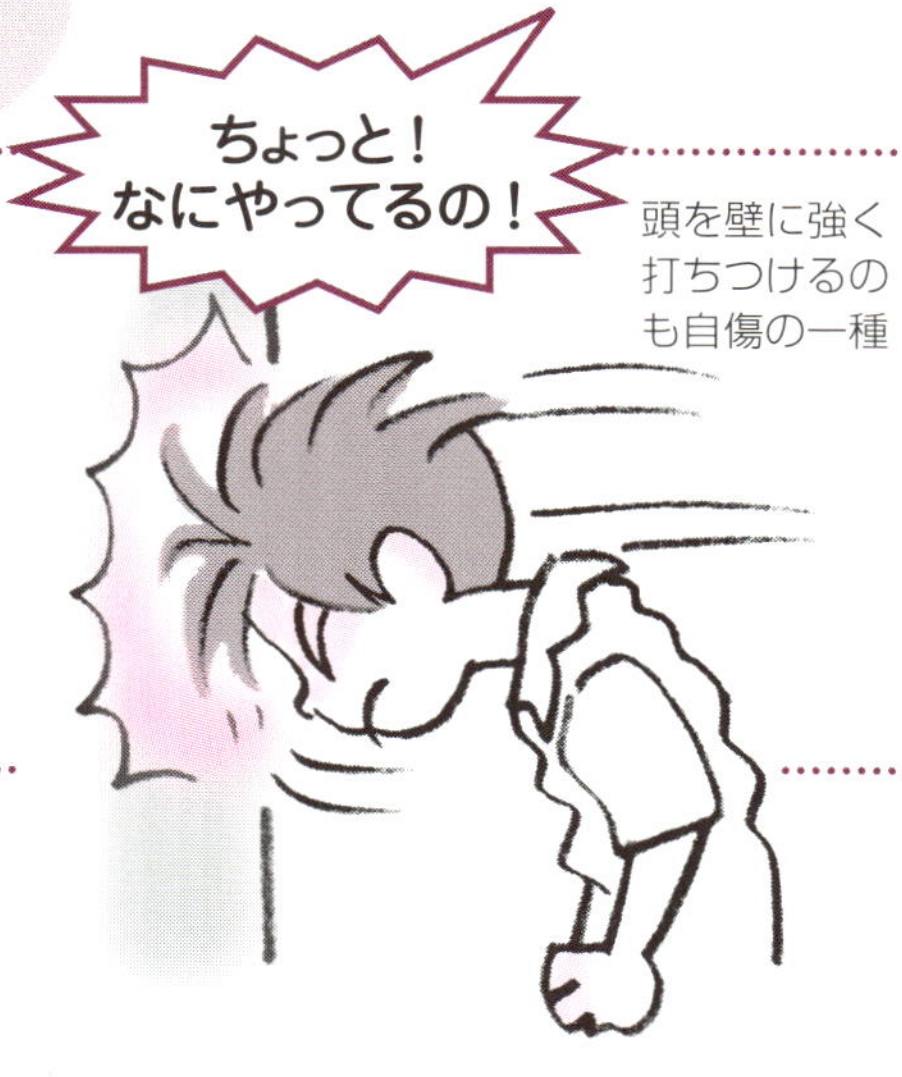
ちょっと！なにやってるの！

頭を壁に強く打ちつけるのも自傷の一種

周囲には伝わりにくい不快感

ものに光を当てると、その形とはまったく違って見える影が現れることがあります。切りたい衝動を生み出すもとにある不快感は、本人にしか見えない影のようなもの。まわりの人には、理解しにくいこともあります。

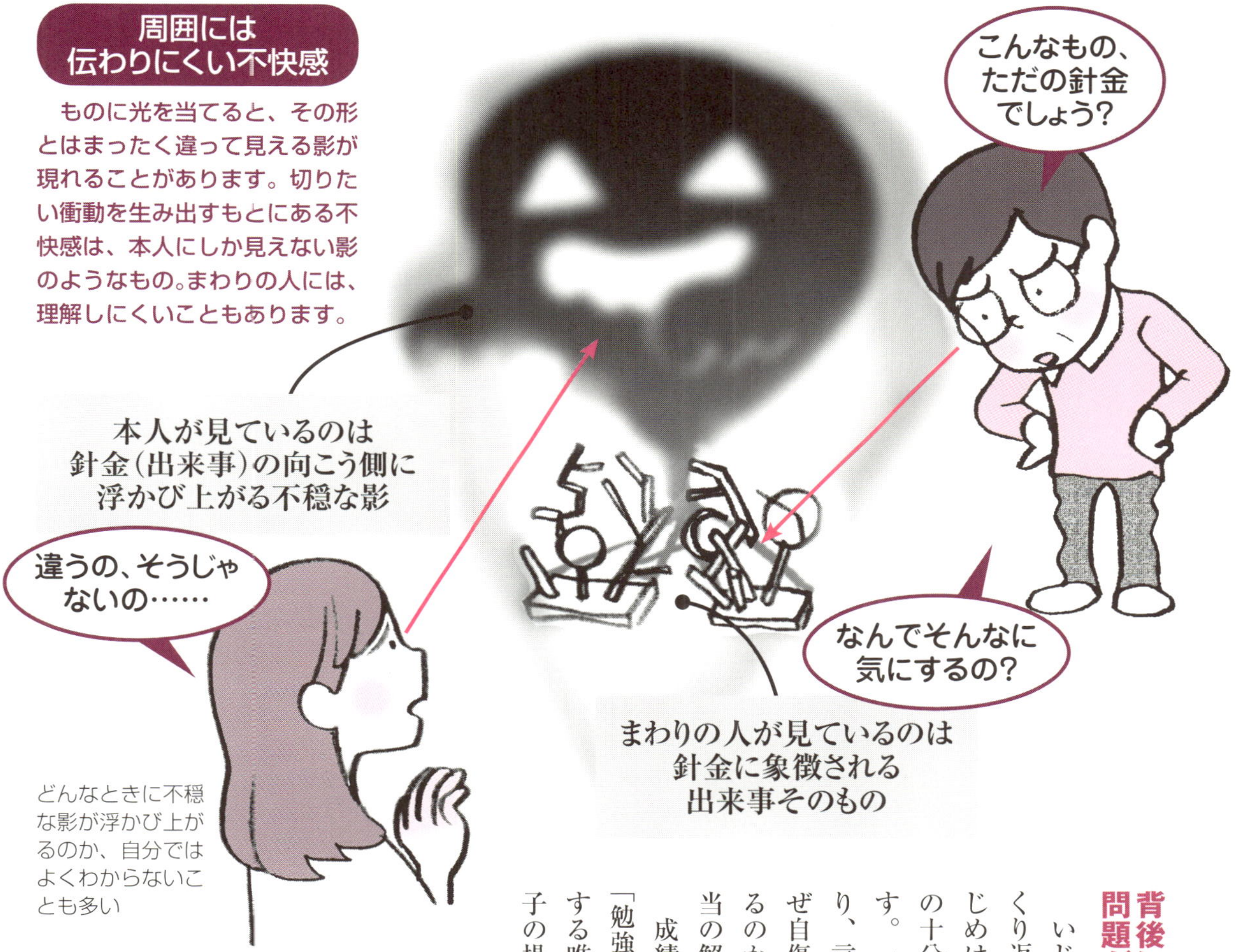
こんなもの、ただの針金でしょう?
なんでそんなに気にするの?
本人が見ているのは針金(出来事)の向こう側に浮かび上がる不穏な影
まわりの人が見ているのは針金に象徴される出来事そのもの
違うの、そうじゃないの……
どんなときに不穏な影が浮かび上がるのか、自分ではよくわからないことも多い

背後にはさまざまな問題が隠されている

いじめを受けている子が自傷をくり返しているといった場合、いじめは絶対悪ですから、加害者への十分な指導が必要なのは確かです。一方で、いやなことをされたり、言われたりした不快感を、なぜ自傷という形で解消しようとするのかを考えていかなければ、本当の解決策は見えてきません。

成績不振についても同じです。「勉強ができること」を自分が存在する唯一の拠り所だと感じている子の場合、客観的に見れば十分によい成績でも、自分の理想に届かなければ強烈な絶望感をまねき、自傷に走ることもあります。となると、本当の問題は「勉強ができない自分はダメ」と感じていることにあるともいえます。

適切に対応していくには、自傷という行為の背景にどんな思いがあるのかを知ることが大切です。

自傷の功罪①

耐えがたい苦痛に耐えるための孤独な対処法

自傷は悪癖のように思われがち。しかし、本質的にはつらい現実によってもたらされる耐えがたい苦痛をやわらげるための対処法であり、一概に「悪いこと」と断罪はできません。

つらい状況を生き抜くために

強い不快感に見舞われるような状況を解消できれば、それに越したことはありません。しかし、そう簡単に現実は変えられないことも多いもの。

そんなとき、人は自分の気持ちを変えようとします。その手段のひとつが自傷です。

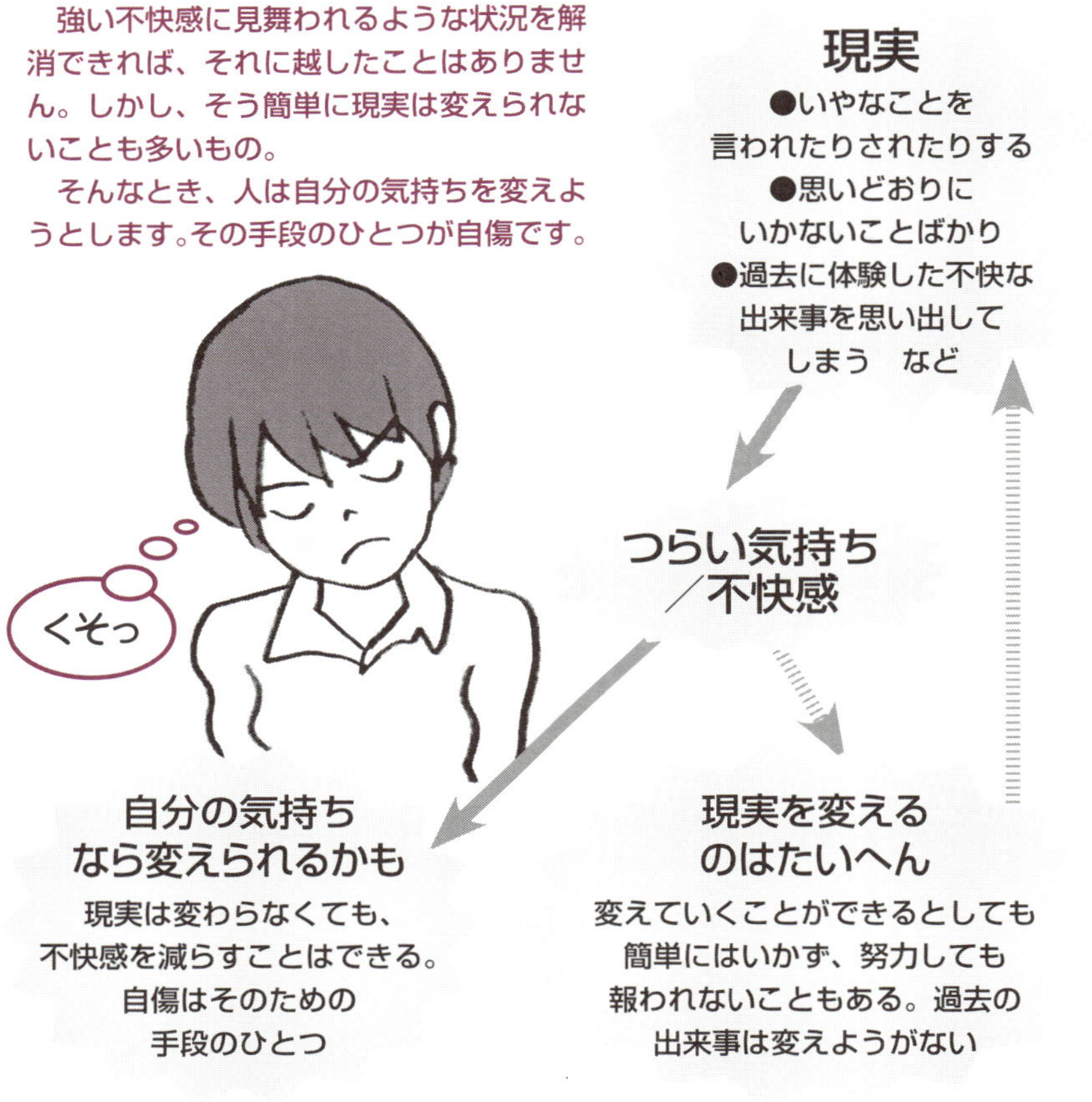
現実
●いやなことを
言われたりされたりする
●思いどおりに
いかないことばかり
●過去に体験した不快な
出来事を思い出して
しまう　など
くそっ
つらい気持ち
／不快感
自分の気持ち
なら変えられるかも
現実は変わらなくても、
不快感を減らすことはできる。
自傷はそのための
手段のひとつ
現実を変える
のはたいへん
変えていくことができるとしても
簡単にはいかず、努力しても
報われないこともある。過去の
出来事は変えようがない

▼不快感をやわらげる手段の例

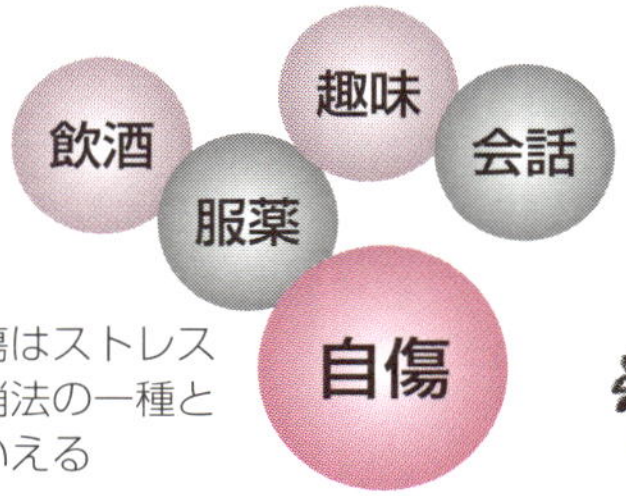
飲酒
趣味
会話
服薬
自傷

自傷はストレス解消法の一種ともいえる

怒りや恐怖感など、不快な感情が相手に向けられれば暴力に。しかし、それでも現実によい変化はもたらしにくい

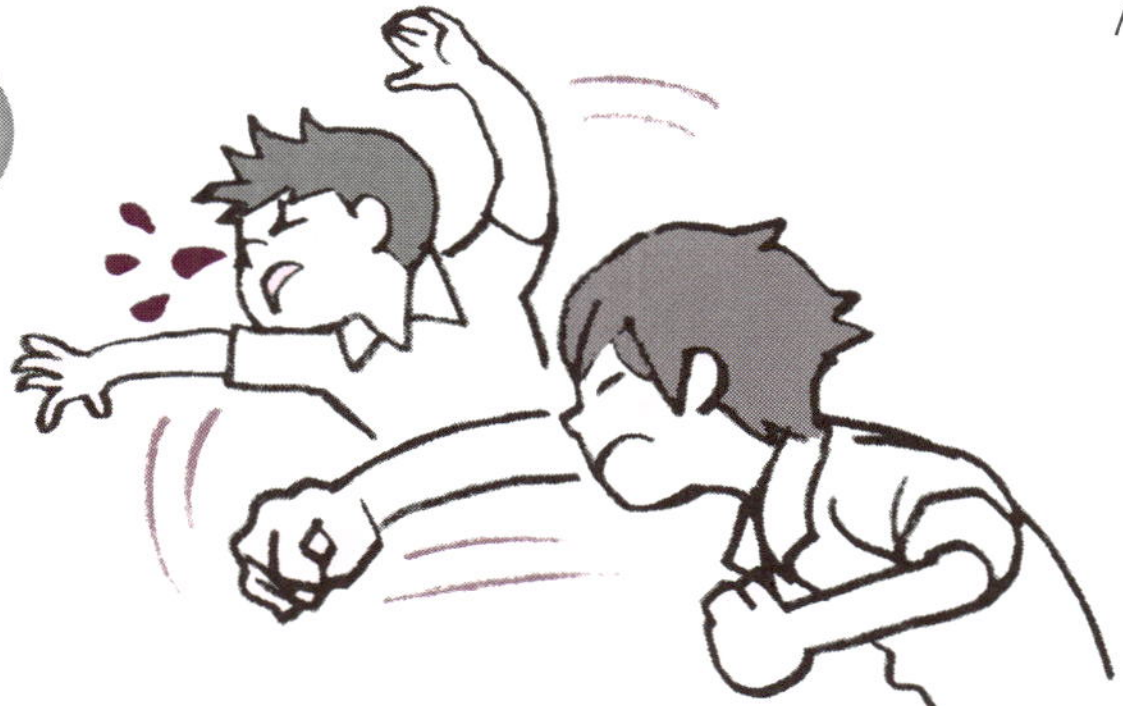

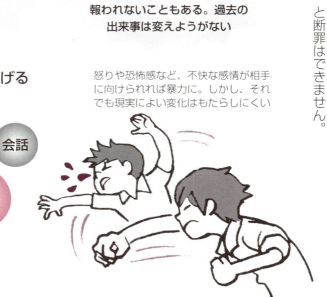

自傷が選ばれやすい3つの理由

気持ちを変えるためとはいえ、自分を傷つけるなんて……と思う人もいるでしょう。しかし、自傷という手段がとられやすいのには、それなりの理由があります。

ひとりでできる

話し相手を求める必要もなく、思い立ったらすぐに実行できます。

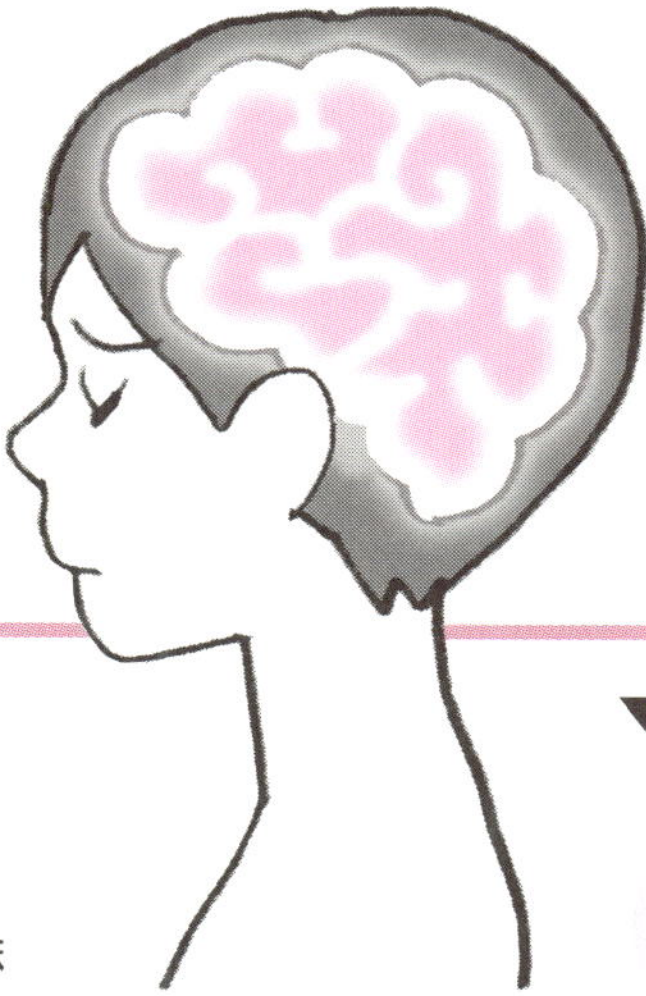

強い痛みを感じたときなどに、脳はモルヒネに似た物質をつくりだし、分泌する

痛みが脳内麻薬を増やすスイッチに？

自傷をくり返す人は、俗に「脳内麻薬」といわれる物質のひとつ、エンケファリンの血中濃度が高めであることが明らかにされています（Coid et al, 1983）。自傷による痛みが脳内麻薬の分泌を促し、不安や緊張などがやわらぐとも考えられます。

とくに身体的な虐待などを受けてきた人は、「脳内麻薬依存症」の状態に陥りやすいとも考えられています（Kirmayer & Carrol, 1987）。

▼脳内麻薬依存症の起こり方

虐待などによる身体的な痛みのくり返しにより、脳内麻薬が過剰に分泌される状態が続く

↓

ひとりで静かに過ごしているときには、分泌量が減る

↓

急に脳内麻薬が減ることで、不安・緊張が高まる

↓

自傷による痛みで脳内麻薬が増える

↓

不安・緊張がやわらぐ

即効性がある

皮膚を切る、焼く、刺すなどしてできた傷の痛みを感じた瞬間に、モヤモヤとしたつらい気持ちが痛みに置き換えられるように感じます。

自傷そのものは病気でも犯罪でもない

あえて自分の体を傷つけるのは、ボディピアスや刺青《いれずみ》だって同じです。自傷という行為自体は、病気ではなく、だれも傷つけていないのですから罪に問われることもありません。

それにもかかわらず、自傷していることはだれにも、とくに親には知られたくないという人が少なくありません。つらい思いをしていてもひとりで我慢に我慢を重ね、ようやく見つけ出した孤独な対処法が自傷だった、ということが多いのです。

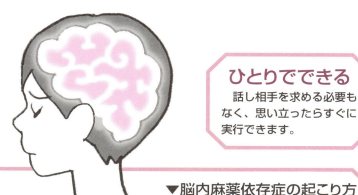

自傷の功罪②

エスカレートしやすい。だから放ってはおけない

つらい状況を生き抜くための手段であるにせよ、自傷を手放しにすすめるわけにもいきません。乱用すれば、「生きるため」という目的からそれていく危険性が高まるからです。

「生きるため」の自傷で生きづらさが増すことも

「心の鎮痛薬」として働く自傷には、麻薬と同じように耐性が生じやすいという問題があります。初めのうちは少し切るだけで十分だったのが、くり返すうちにより深く、長く切らなければ、不快感を解消できなくなっていくことが多いのです。

また、心の苦痛を感じたとき、つねに「切る」ことで対応していると、ストレスへの耐性は低下していきます。ちょっとしたことで「切りたい」という強い衝動が起き、自傷の頻度が増していきます。切るだけでは心の痛みがおさまらず、別の自傷的な行為が始まることもあります。

こうなると、生きるために利用してきたはずの自傷にコントロールされ、かえって生きづらさが増すことにもなりかねません。

自傷の効果は目減りする

自傷は続けるうちに効き目が弱くなり、エスカレートしがち。乱用は危険です。

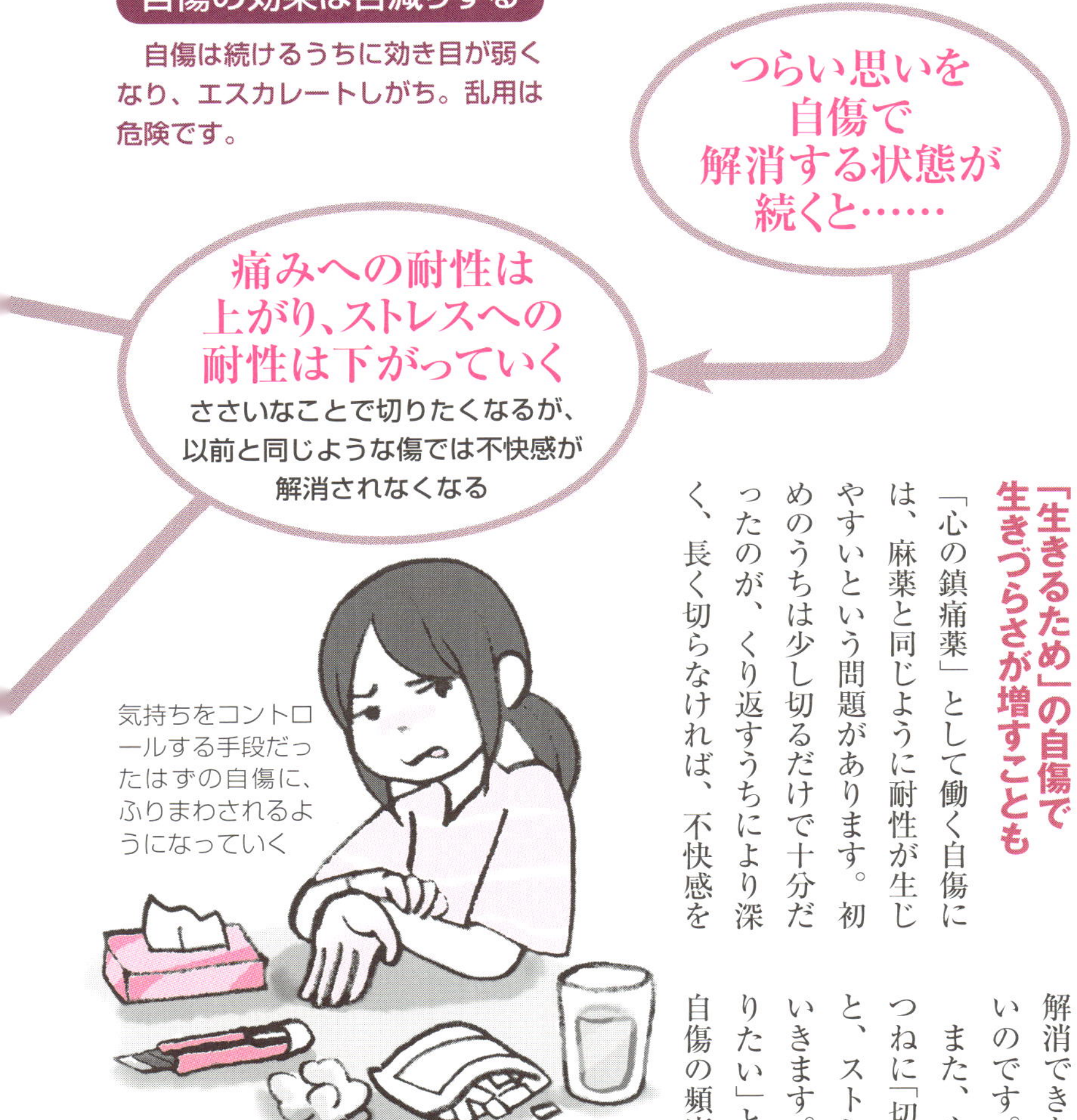
つらい思いを自傷で解消する状態が続くと……
痛みへの耐性は上がり、ストレスへの耐性は下がっていく
ささいなことで切りたくなるが、以前と同じような傷では不快感が解消されなくなる

気持ちをコントロールする手段だったはずの自傷に、ふりまわされるようになっていく

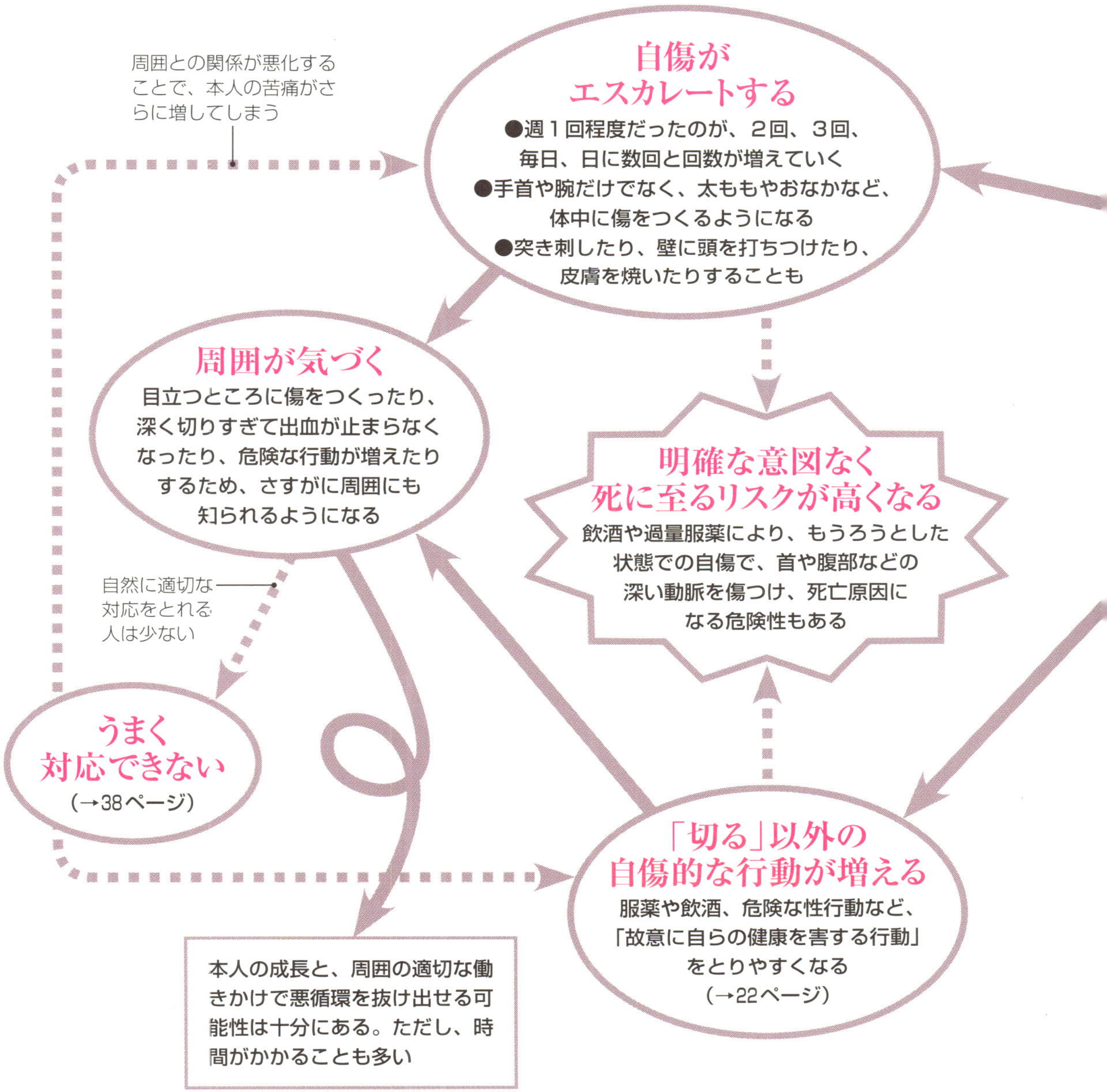
自傷がエスカレートする
●週１回程度だったのが、２回、３回、毎日、日に数回と回数が増えていく
●手首や腕だけでなく、太ももやおなかなど、体中に傷をつくるようになる
●突き刺したり、壁に頭を打ちつけたり、皮膚を焼いたりすることも
周囲との関係が悪化することで、本人の苦痛がさらに増してしまう
周囲が気づく
目立つところに傷をつくったり、深く切りすぎて出血が止まらなくなったり、危険な行動が増えたりするため、さすがに周囲にも知られるようになる
明確な意図なく死に至るリスクが高くなる
飲酒や過量服薬により、もうろうとした状態での自傷で、首や腹部などの深い動脈を傷つけ、死亡原因になる危険性もある
自然に適切な対応をとれる人は少ない
うまく対応できない
（→38ページ）
「切る」以外の自傷的な行動が増える
服薬や飲酒、危険な性行動など、「故意に自らの健康を害する行動」をとりやすくなる
（→22ページ）
本人の成長と、周囲の適切な働きかけで悪循環を抜け出せる可能性は十分にある。ただし、時間がかかることも多い

自傷のリスクが高い子①

「自分は無価値な存在」という思いがある

つらさの解消をはかるための手段が「自分を傷つけること」になっていく大きな要因のひとつに、「自分には大切にされるだけの価値がない」という思いがあります。

自分の価値を感じられなくなる経験

人は人とのかかわりのなかで「自分の価値」を見出していきます。過去の体験などから「自分は無価値な存在」という思いをもつようになることもあります。

つねに否定されてきた

虐待やいじめを受けた場合はもちろん、注意されるばかりでほめられない、「もっとがんばれ」と言われ続ける、いつも人とくらべられるなどといった経験も、「自分を否定されている」と感じる要因になります。

どうして、
ここ間違えるかな～。
ちゃんと問題読まなくちゃ
ダメじゃない！

お姉ちゃんは
そういう
失敗はしなかったよ。
きょうだいなのに
全然違うね

無関心

親が自分のことで精一杯で、子どもの面倒をみられない状況であったり、子どもにまったく関心を払わない状態が続いていたりすれば､当然、子どもは自分の価値を感じにくくなります。

暴力の目撃

自分に加えられた暴力ではなくとも、父親が母親を殴るなど、家族間の暴力を見て育つことも、自傷のリスクを上げる要因のひとつです。

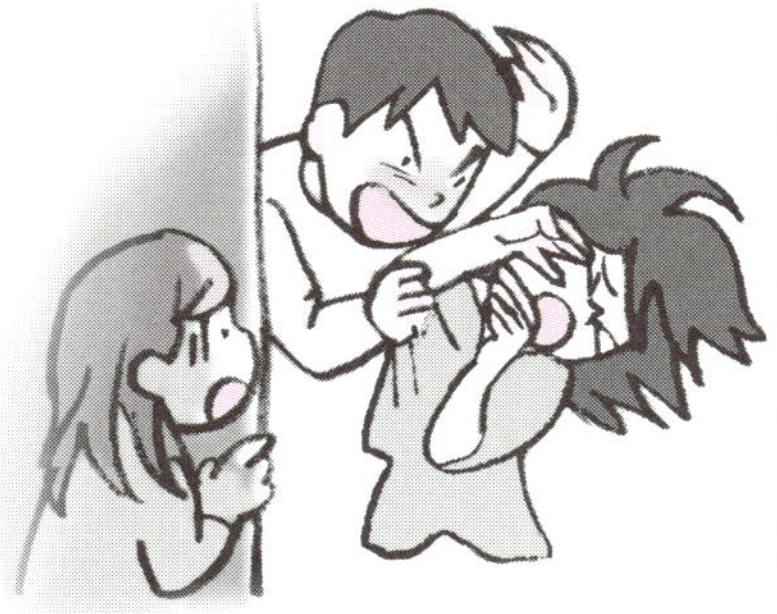

間接的な暴力も心の傷のもと

直接的な暴力の被害

身体的な虐待や性的虐待は、人間の尊厳を踏みにじる行為です。身体的な痛みを与えられるだけでなく、「自分は価値のないもの」という強烈な思いが植え付けられてしまいます。

環境と素因の関係

「自分には存在価値がない」という思いは、心の傷と言い換えることもできます。心の傷の残り方は、育ってきた環境だけでなく、それぞれの心のもろさ（脆《ぜい》弱《じゃく》性《せい》）によっても違ってきます。

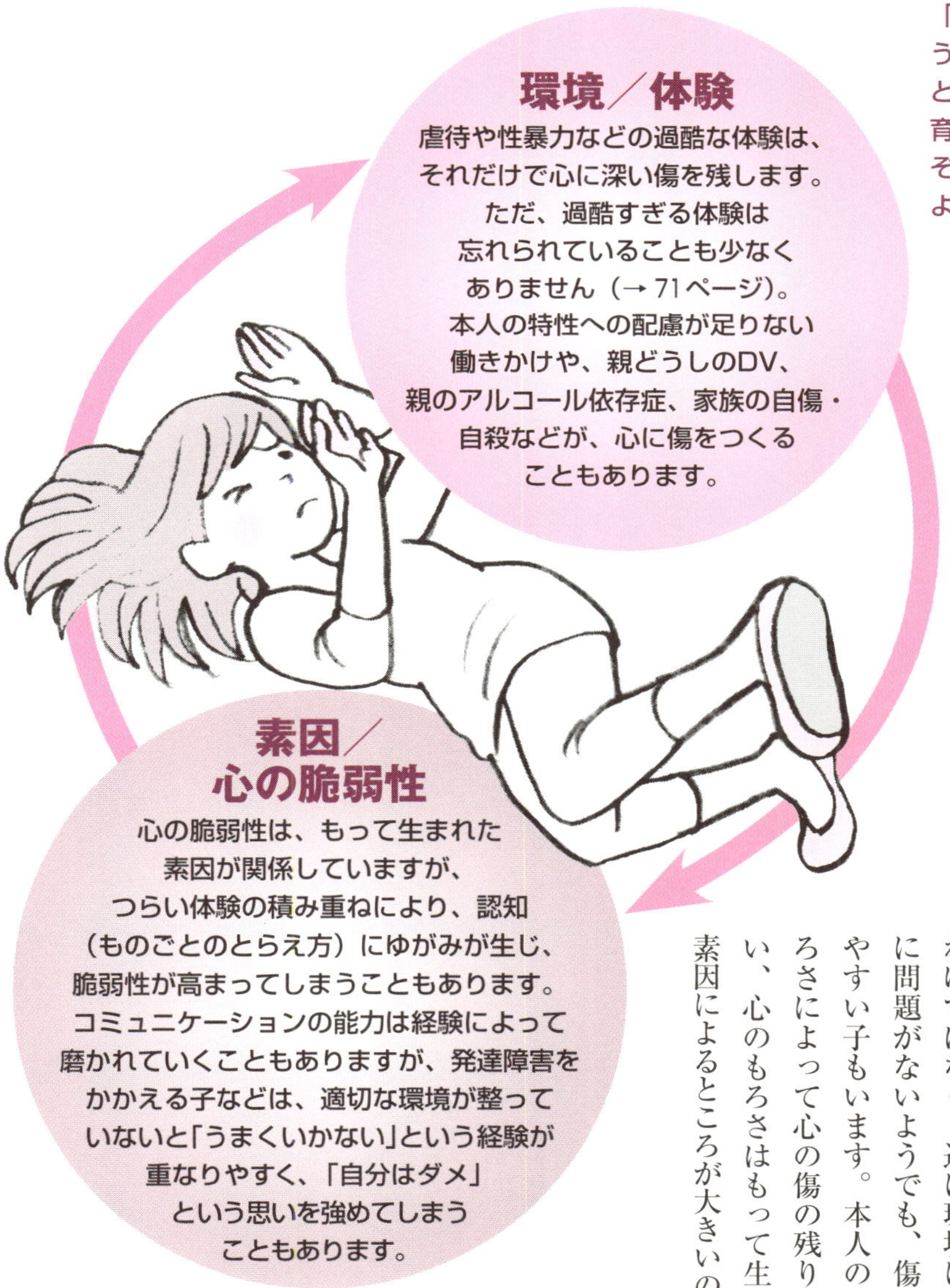
環境／体験
虐待や性暴力などの過酷な体験は、
それだけで心に深い傷を残します。
ただ、過酷すぎる体験は
忘れられていることも少なく
ありません（→71ページ）。
本人の特性への配慮が足りない
働きかけや、親どうしのDV、
親のアルコール依存症、家族の自傷・
自殺などが、心に傷をつくる
こともあります。
素因／
心の脆弱性
心の脆弱性は、もって生まれた
素因が関係していますが、
つらい体験の積み重ねにより、認知
（ものごとのとらえ方）にゆがみが生じ、
脆弱性が高まってしまうこともあります。
コミュニケーションの能力は経験によって
磨かれていくこともありますが、発達障害を
かかえる子などは、適切な環境が整って
いないと「うまくいかない」という経験が
重なりやすく、「自分はダメ」
という思いを強めてしまう
こともあります。

心の傷の残りやすさは環境と本人の素因による

自傷をくり返しやすい人は、心に傷をかかえていることが多いもの。心に傷があるからこそ、ちょっとしたことでも強い苦痛を感じやすくなり、価値のない（と感じている）自分を破壊する行動へのためらいも少なくなると考えられます。

問題の多い環境や過酷な体験は、心に傷を残しやすくしますが、問題の多い環境で育ったからといって必ずしも自傷するようになるわけではなく、逆に環境にはとくに問題がないようでも、傷が残りやすい子もいます。本人の心のもろさによって心の傷の残り方は違い、心のもろさはもって生まれた素因によるところが大きいのです。

自傷的な危うい行動を重ねやすい

自傷のくり返しとともに、自分の体をわざと危険にさらすような行動を重ねる人も少なくありません。自傷的な行動が多いほど、意図せぬ「死」につながるおそれも高まります。

生き方自体が自傷的になりやすい

「故意に自分の健康を害する行動」には、次のようなものがあります。自傷のように自分の体を直接、傷つけることはなくても、自分の体の破壊につながる自傷的な行動といえます。

飲酒・喫煙

自傷をくり返す人は、未成年のうちから飲酒・喫煙を経験していることが少なくありません。なかでもアルコール乱用は危険な習慣です。酔った状態で自傷し、ふだんより深い傷をつくってしまうこともありますし、自殺のリスクを高める要因ともなっています。

市販薬や処方薬の乱用

慢性的な頭痛に悩み、鎮痛薬を乱用しはじめる人が目立ちます。精神科で治療薬の処方を受けている人が、決められた服用量を大きく超えて過量服薬することもあります。過量服薬は、自傷と密接な関係があります。自傷を長くくり返していると、過量服薬をするようになる危険性が高く、自殺のリスクも高まります
（→82ページ）。

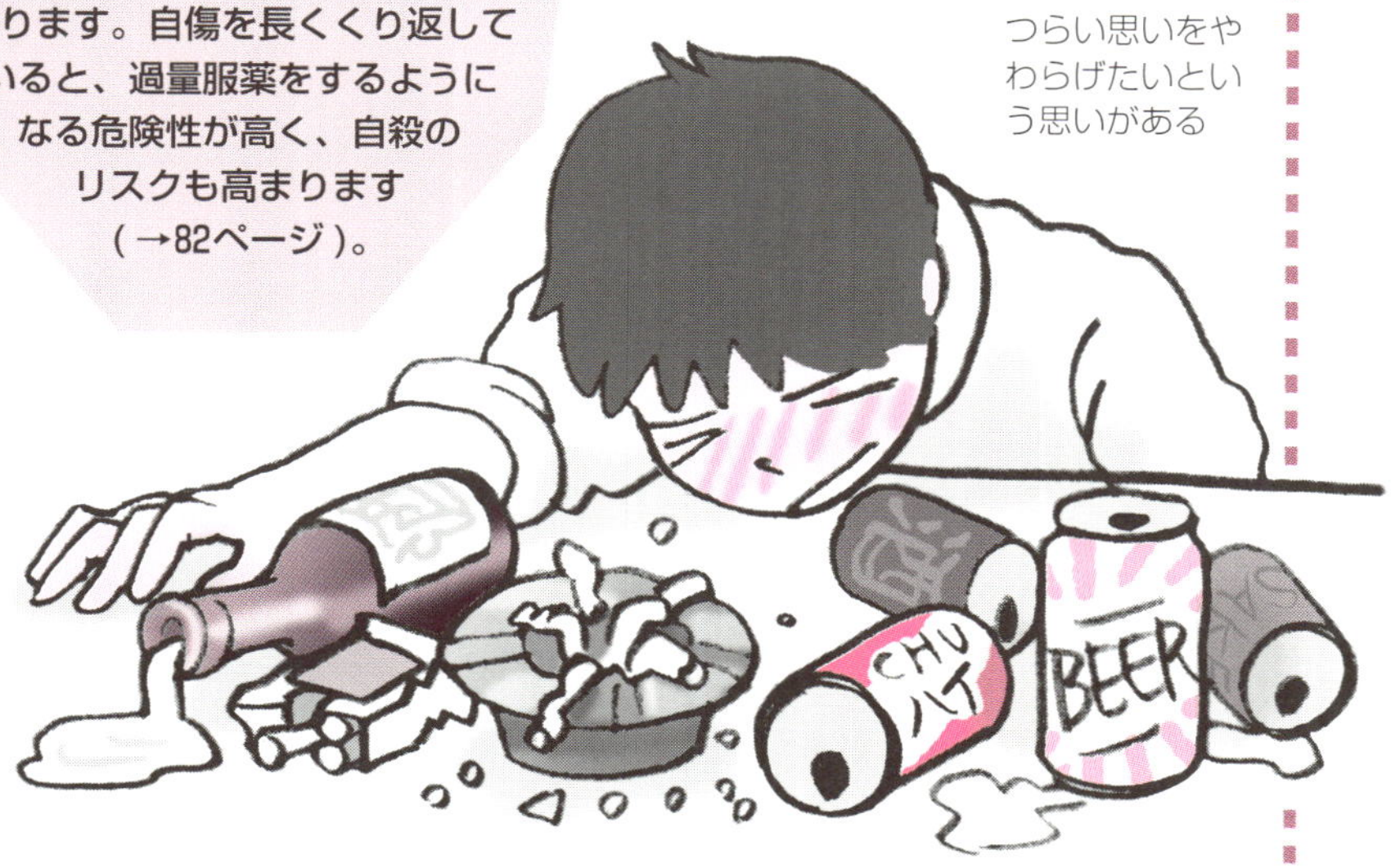
つらい思いをやわらげたいという思いがある
CHU ハイ
BEER

生きづらさへの対処法。でも「死」に近づいてしまう

自分の健康を害する行為であっても、根底にはつらい気持ちをやわらげたい、肯定できる自分になりたいという気持ちがあります。自傷と同様、生きづらさへの対処法なのです。

とはいえ、やはり好ましい対処法とはいえません。とくにアルコールや過量服薬による酩酊感は、「もう、面倒くさいから死んでもいいや」と、致死的な行動を起こしやすくする危険性もあります。

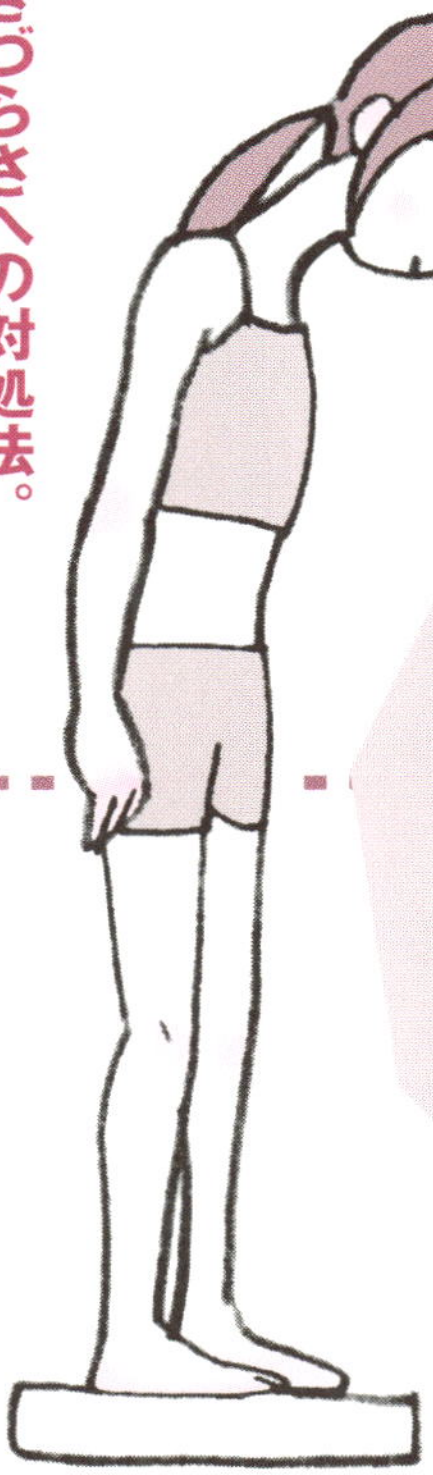

体重への強いこだわりは自己否定感の表れ

拒食・過食

極端に食べる量を減らす拒食、大量に食べては嘔吐をくり返したり、下剤を乱用したりする過食は、しばしば無理なダイエットをきっかけに始まります。根本にあるのは「太っている自分ではダメ」という強烈な自己否定感。自傷ともつながりやすいのです。

危険な性行動

性的虐待を受けていたり、レイプされた経験があったりする人ほど、避妊しない性交渉や不特定多数との性交渉をくり返すなど、危険な性行動をとりやすい傾向がみられます（→79ページ）。

現れ方は違っても背景は似ている

自傷的な行動の現れ方はさまざまですが、そうした行動をとらざるを得ない気持ちの起こり方は似ています。いくつも危険な行動を重ねてしまうことも少なくありません。

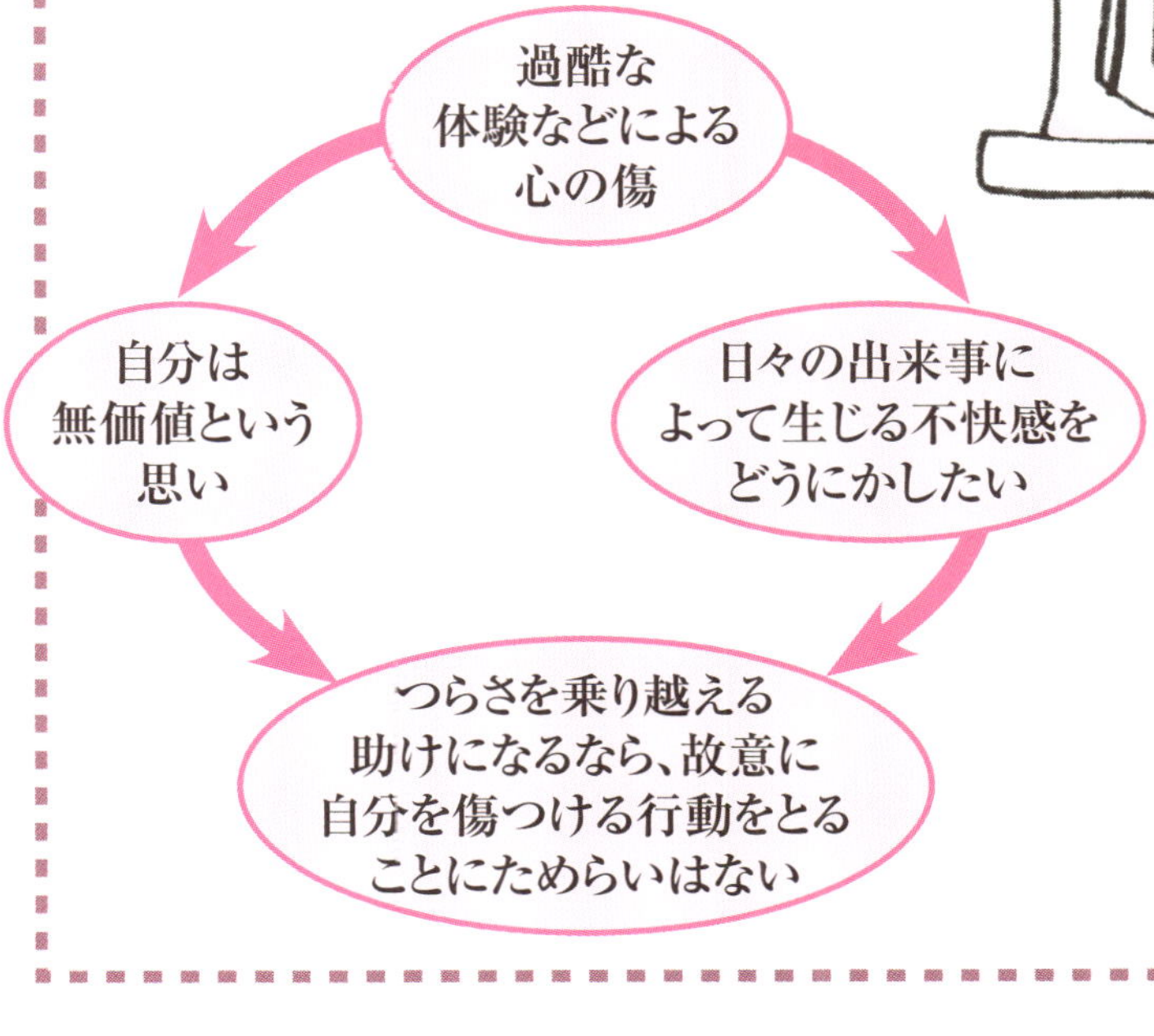
過酷な体験などによる心の傷
日々の出来事によって生じる不快感をどうにかしたい
自分は無価値という思い
つらさを乗り越える助けになるなら、故意に自分を傷つける行動をとることにためらいはない

自傷のリスクが高い子③

「心の視野」が狭まっていることも

つらい思いを解消するための唯一の解決策が「切ること」、あるいは「死ぬこと」であると思い込んでしまう背景には、心の病気が隠れていることもあります。

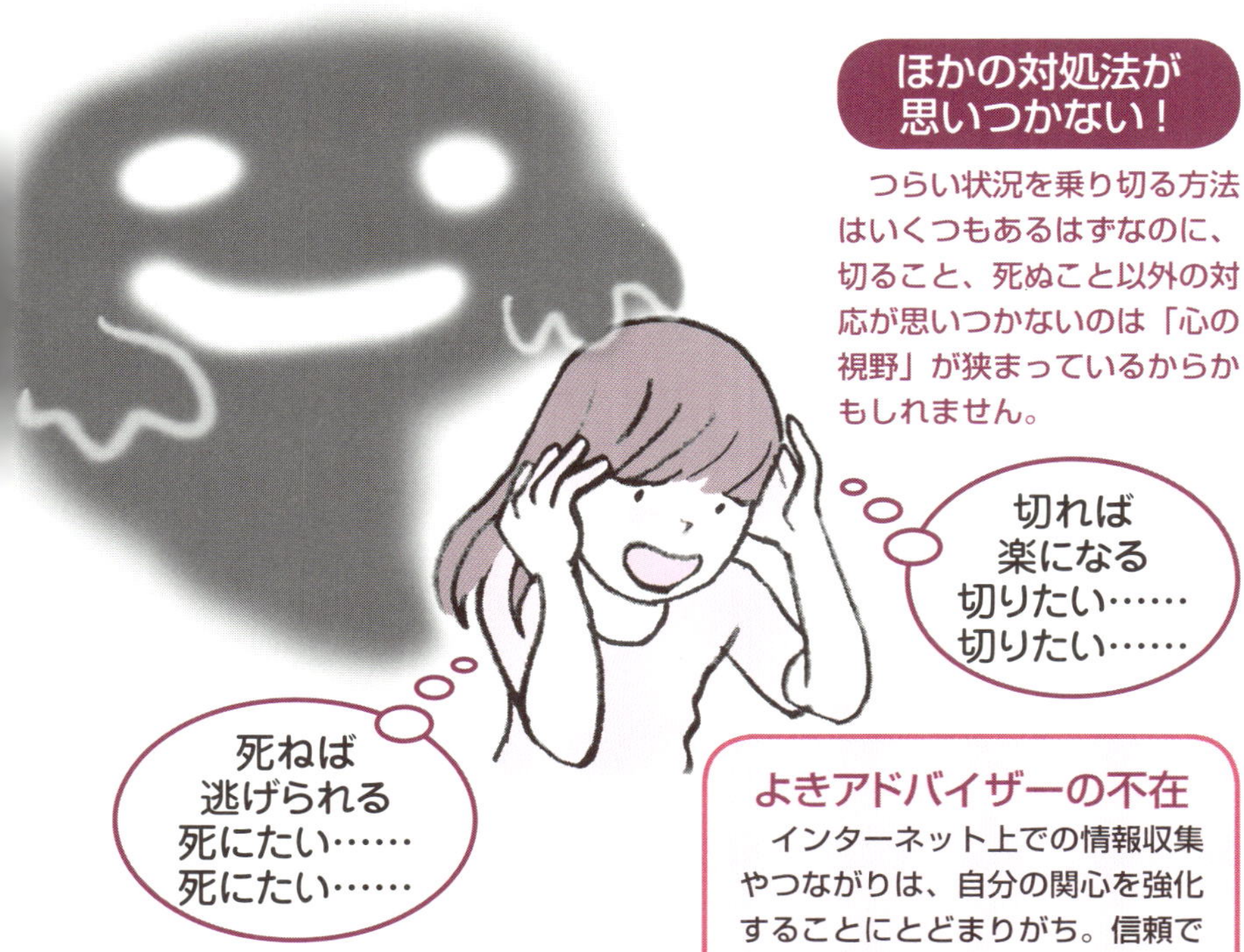
切れば
楽になる
切りたい……
切りたい……
死ねば
逃げられる
死にたい……
死にたい……

ほかの対処法が思いつかない！

つらい状況を乗り切る方法はいくつもあるはずなのに、切ること、死ぬこと以外の対応が思いつかないのは「心の視野」が狭まっているからかもしれません。

よきアドバイザーの不在

インターネット上での情報収集やつながりは、自分の関心を強化することにとどまりがち。信頼できる大人には相談しないことが多く、ほかの対処法を学ぶ機会がないことからも、視野が広がりにくくなります。

メンタルの不調

特定の思考パターンにとらわれる状態を「心理的視野狭窄」といいます。心の病気は心の視野を狭めてしまいます。

心の病気は自傷だけでなく自殺のリスクも高める

一〇～二〇代の若い世代で自殺した人の多くは、自傷経験があることがわかっています。自傷という行為自体は病気とはされていません。しかし、心の病気（精神疾患）をかかえていると、自傷が起きやすくなるだけでなく、自殺のリスクを上げてしまうことも知られています。

心の病気は、要は脳の働きの問題です。脳の働きに問題が生じた結果、思考パターンに広がりがなくなり、「切るしかない」「死ぬしかない」などと思いつめやすいのです。

診断名がつくような状態であることも

自傷せずにはいられない気持ちのもとに、心の病気が隠れていることもあります。

うつ病・双極性障害

うつ病に特有の否定的な認知（ものごとのとらえ方）が、自己否定感を強め、自傷・自殺をまねきやすくすることがあります。

年齢が若いほど、言葉で自分の気持ちを訴えることが少なく、うつ病で現れやすいといわれる睡眠障害も生じにくいため、見逃されてしまうこともあります。

摂食障害

拒食や過食は自傷的な行為であるだけでなく、摂食障害という心の病気でもあります。

飢餓に耐えるなかで身体的な苦痛に対する鈍さが生まれ、自殺行動へのハードルを下げてしまうこともあります（自殺潜在能力の高まり→29ページ）。実際、精神疾患のなかで最も自殺死亡率が高い病気ですので、体重の急変動を見過ごすのは危険です。

統合失調症

「体を切れ」「死ね」などという幻聴や、妄想に伴う大きな不安などから、自傷行為が起きることも。脳の異常な興奮をまねく神経伝達物質の作用を抑える薬物療法が必要です（→44ページ）。

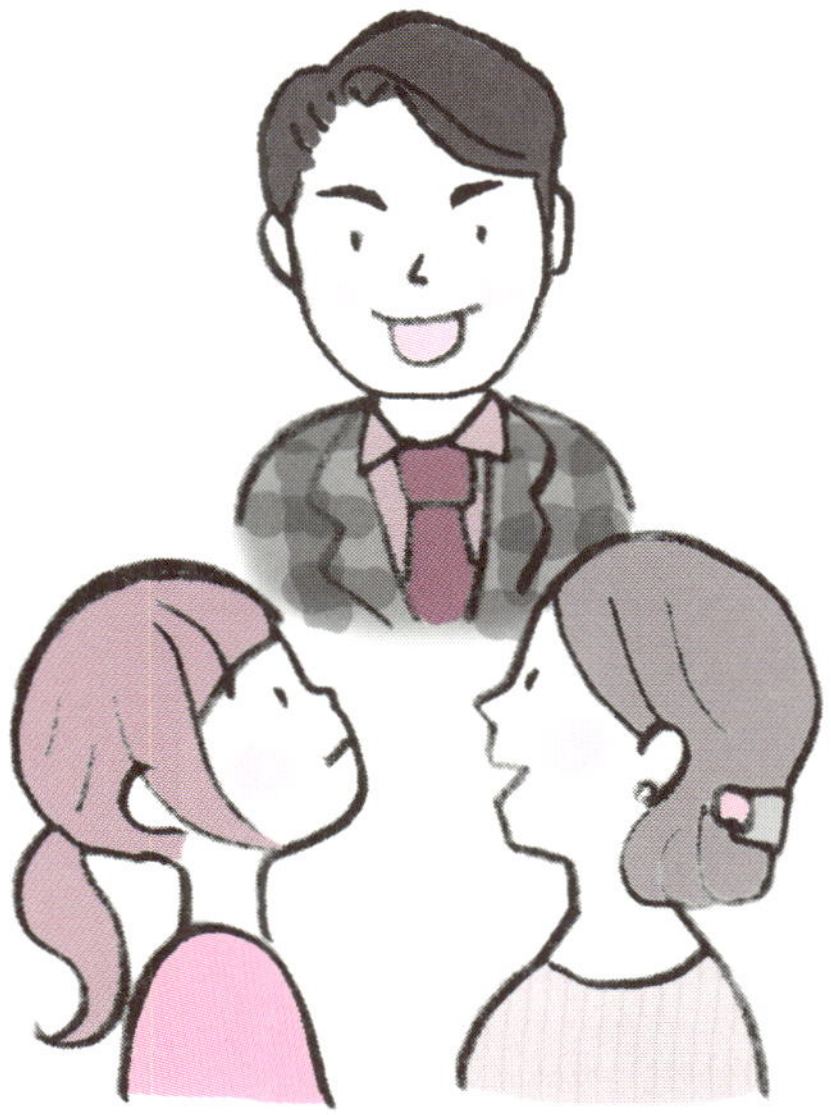

自傷＝心の病気の症状というわけではないが、背景を知るために精神科を受診したほうがよいこともある（→44ページ）

境界性パーソナリティ障害

自傷をくり返す人にしばしば与えられてきた診断名です。自傷はやっかいな症状のひとつととらえられてきましたが、近年は、「自傷せずにはいられない状況」が問題であり、パーソナリティ（人格・性格）の問題という見方は変わってきています。

解離性障害

自分でかかえきれないほど大きな精神的苦痛に耐えるために、意識や記憶の一部を切り離す心の防衛機能を「解離」といいます。日常生活にさしさわるような記憶の欠落がみられたり、ふだんの自分とは異なる別の人格が現れ、その行動が制御できなくなっていくようなことがあったりすれば、精神科治療の対象になります。

自殺のリスク①

「死ぬほどの苦痛」の果てにある本当の死

自傷は自殺するための試みとは違うもの。しかし、「自傷する人は自殺しない」と考えるのは危険です。自傷の経験をもつ人は、実際には自殺のリスクが高い人でもあります。

自殺も自傷も根本にあるものは同じ

自傷の多くは、「これくらいの傷なら死なないだろう」という予測のもとに実行されています。しかし、根本にある「つらい思い」がふくらんでいけば、もうひとつのルート、つまり「死ぬための行動」につながっていくおそれがあります。

このままの状態は耐えがたい！
死にたくなるほどつらい／生きている意味がわからない／苦しい……

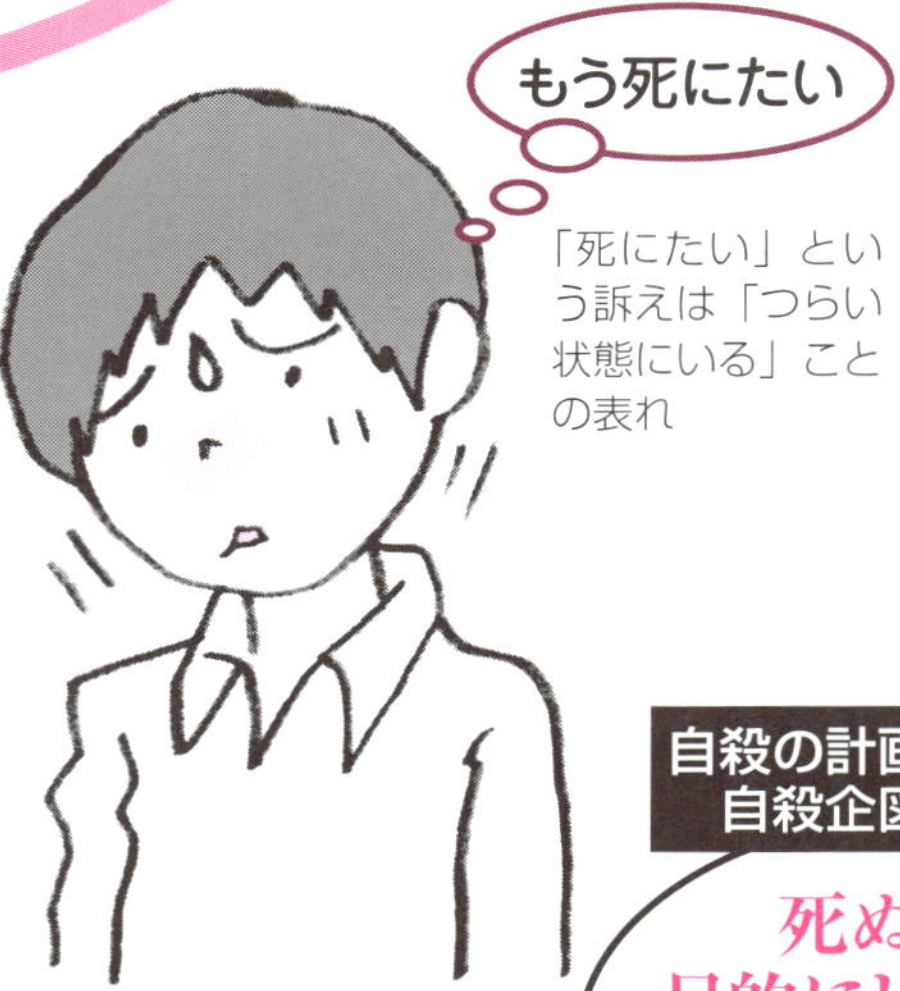

「死にたい」という訴えは「つらい状態にいる」ことの表れ

自殺願望／希死念慮
死ねば苦しみから逃れられる。だから死にたい

必ずしも具体的な計画・実行に進むわけではない

自殺の計画／自殺企図
死ぬことを目的にした行為を計画し、実行に移す

計画と実行の間隔はまちまち。計画だけで実行されないこともある

自殺未遂
実行したが命を落とさずにすんだ

自殺のための手段として選ばれるのは、縊《い》首《しゅ》、飛び降り、有毒ガスの吸引など、致死性の高いものが多い

根本にある「死にたいほどの苦痛」を軽くすることが必要

「『死にたい』と言っている奴ほど死なない」「リストカットくらいで死ぬわけがない」などと考える人もいるようです。

たしかに、自殺を決意した人のなかには、自分の計画を止められることを恐れて「死にたい」と言わなくなる人もいますし、自殺既遂者が選んだ自殺のための手段として、刃物が用いられた例はまれです。

しかし、「死にたい」という訴えや自傷のくり返しは、「死ぬほどつらい状況」のなかで起きてくるものであることを見逃すのは危険です。現に、自殺既遂者の多くは、死の数ヵ月前に「死にたい」と訴えていると報告されています。「死にたい」は「これほどつらくなければ生きていたい」という叫びです。根本にある「死にたいほどの苦痛」が軽くならないかぎり、「本当の死」に近づいてしまうおそれがあることを、しっかり理解しておく必要があります。

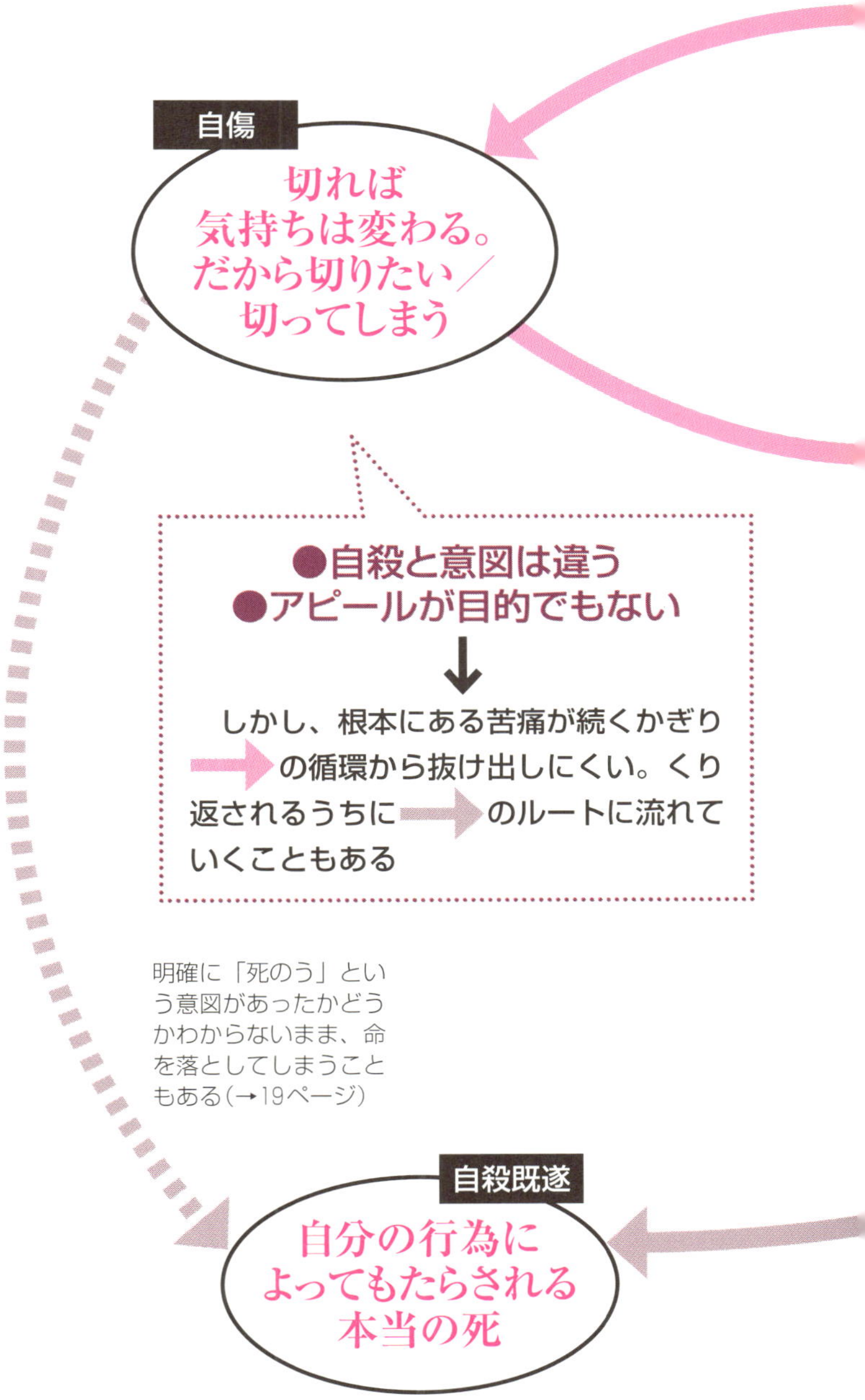
自傷
切れば
気持ちは変わる。
だから切りたい／
切ってしまう
●自殺と意図は違う
●アピールが目的でもない
しかし、根本にある苦痛が続くかぎり の循環から抜け出しにくい。くり返されるうちに のルートに流れていくこともある
明確に「死のう」という意図があったかどうかわからないまま、命を落としてしまうこともある（→19ページ）
自殺既遂
自分の行為に
よってもたらされる
本当の死

自殺のリスク②

死への一線を越えやすくする三つの要因

解決困難な問題が「死にたいほどの苦痛」をもたらすことはあるでしょう。しかし、問題の存在が直接、自殺の原因とはいえません。死をまねいてしまう要因はほかにもあります。

自殺既遂者がかかえていた問題

自殺した人の遺族から生前の様子を聴き取った調査からみえてきたのは、自殺者の多くは簡単には解決しにくい問題をかかえていたこと。これらは、自殺のリスクを高める要因ととらえることができます。

生活面での問題

- 子どもの頃に受けた虐待
- 学校などでのいじめ被害
- 身近な人の自殺・自殺未遂 など

メンタルヘルスの問題

- うつ病
- アルコール依存症

など

社会・経済的な問題

- 返済しきれない借金
- 仕事上の悩み

など

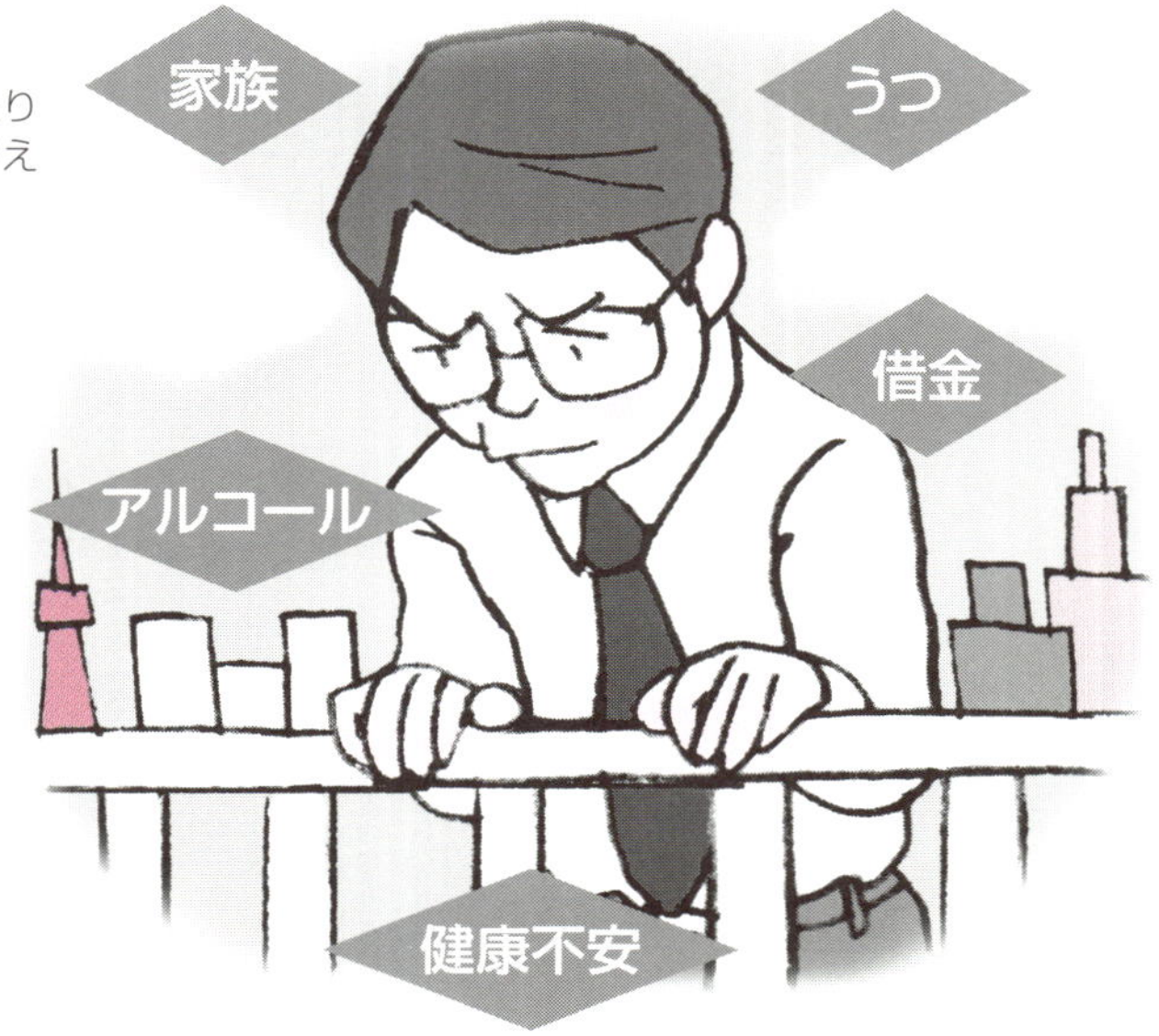

中高年の自殺者は、ひとりでいくつもの問題をかかえていることも

自殺を防ぐ万人向けの良策は見出しにくい

自殺は、本人の命が断たれるだけでなく、まわりの人にも大きな傷を残します。防げるものなら、

「死の壁」を越えやすくする3つの要因

さまざまな問題をかかえ「死にたい」という考えがよぎっても、実際に死を選ぶ場合には大きな壁を越えなければなりません。

踏み台となりうる要因は以下の3つ。3つそろった踏み台を上がっていけば、壁の向こう側に移るのは簡単。自殺のリスクはいちじるしく高くなると考えられます。

負担感の知覚

迷惑をかけてばかり。自分がいないほうがまわりの人は幸せになれる

自分の行動や状態、身近な人の様子などから、「自分が周囲の負担になっている」と強く感じていると、「自分の存在自体が周囲の迷惑だ」という考えにつながりやすくなります。

所属感の減弱

居場所がない／だれにも必要とされていない／自分はひとりぼっち

端的にいえば孤立感。人とのつながりがないという感覚です。身近な人との関係がうまくいかないときなどは、孤立感が生じがち。「自分が死んでもだれも困らない」などという思いをもちやすくなります。

自殺潜在能力の高まり

体の痛みなんて平気。怖くない

死にたいと思っていても、「苦しむのではないか」と考えることで実際の自殺行動へのためらいが生じます。しかし、自傷のくり返しや、日常的な暴力などによる身体的な痛み、摂食障害、アルコールや薬物乱用など、自分の体を破壊する行動に慣れていると、自殺行動に対する心理的な抵抗感は弱くなりがち。致死性の高い行動をとりやすくなります。

(Joiner TE et al, 2009)

防いだほうがよいのは当然です。

ただ、自殺のリスクを高める要因はいくつもあり、年齢が高くなるほど、より複雑になりがちです。どうすれば自殺を防げるのか、「死の壁」に近づけないようにできるのか、万人向けの良策は見出せないという現実もあります。

若い世代には自傷への適切な対応が重要

一方で、「死の壁」を乗り越えないためにできることはありそうです。とくに若い世代では、自傷を見過ごさないことが重要です。

自傷は死の壁の手前にいることの表れ。同時に自殺潜在能力を高める要因でもあります。自傷への適切な対応は、自殺を防ぐ取り組みにもつながっていくのです。

「教化」の限界

必要な子には届きにくい「命の教育」

自傷・自殺のリスクをかかえている子が必要としているのは、「命は大切」という道徳的な教えではありません。命を大切に思えない自分の思いを吐き出せる場です。

標語的な働きかけ

学校では「いのちの授業」などと銘打った特別授業がおこなわれ、「命は大切／自分を大切にしよう（自傷はダメ）」と子どもたちに教えています。

ただ、こうした標語的な働きかけによって、かえって追いつめられてしまう子もいます。

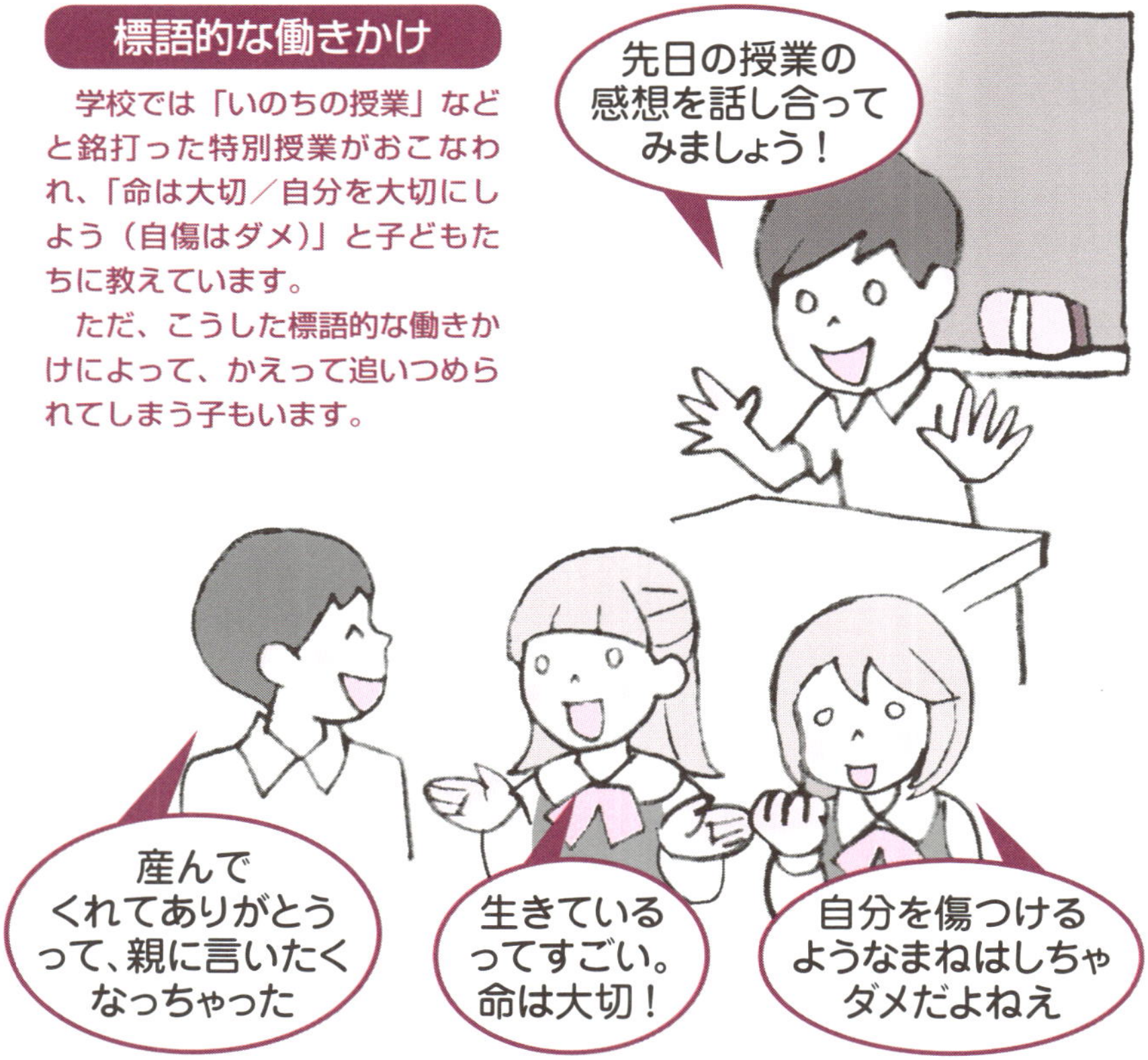

先日の授業の感想を話し合ってみましょう！
産んでくれてありがとうって、親に言いたくなっちゃった
生きているってすごい。命は大切！
自分を傷つけるようなまねはしちゃダメだよねえ

自傷経験をもつ子の受け止め方は違う

自分も大切にされてきたと思えるだけの経験があって、はじめて「命は大切なもの」と実感できるもの。自分の価値を感じられない子どもたちに、標語的な働きかけはむなしく響くばかりです。

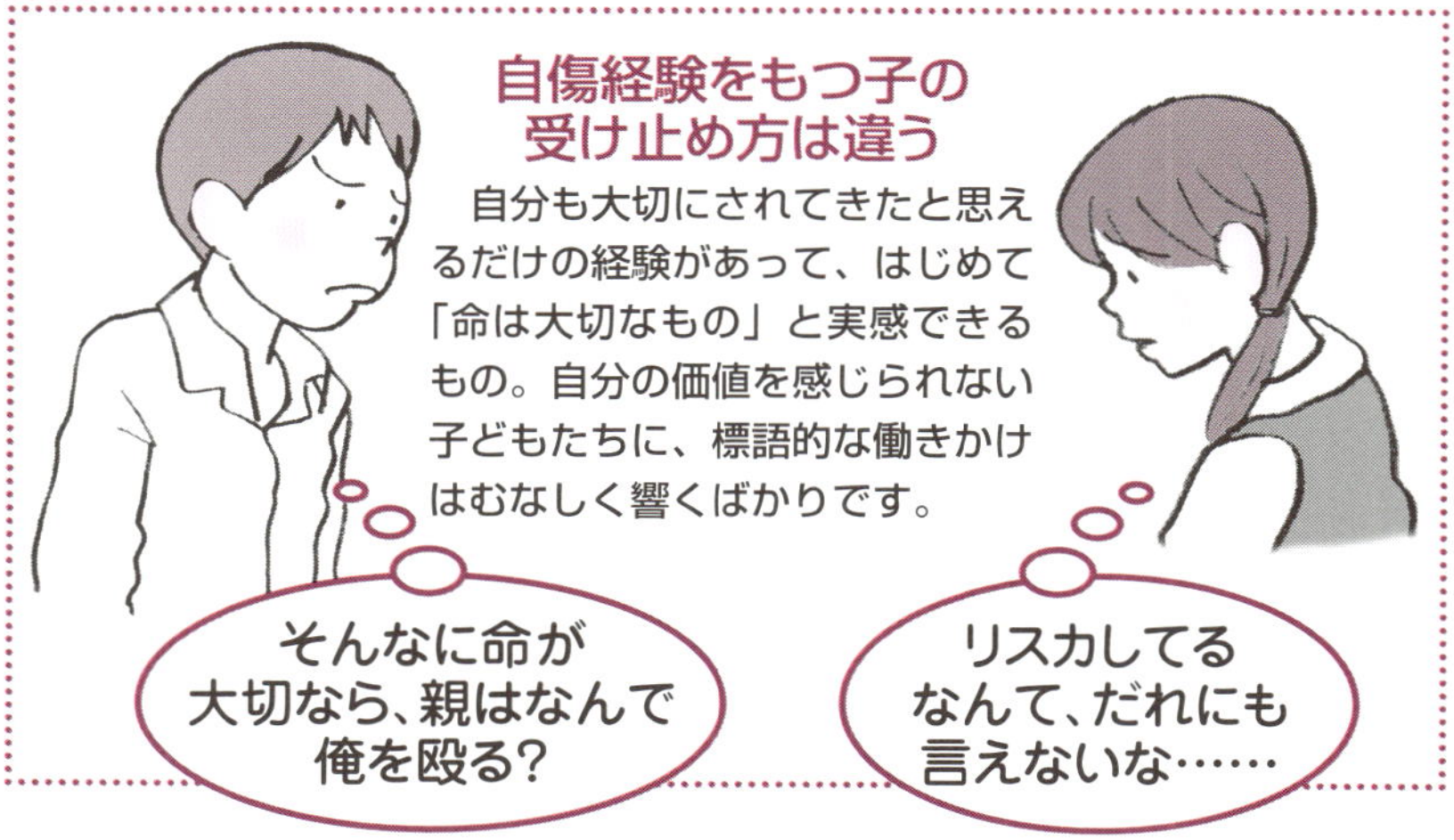

そんなに命が大切なら、親はなんで俺を殴る？
リスカしてるなんて、だれにも言えないな……

リスクの高い子に必要なこと

自傷や自傷的な行為へのためらいが少ない子、自殺を考えることもある子にとって必要なのは、自分のつらい思いを吐き出せる場や関係をつくることであり、それを増やしていくことです。

つらい思いを吐き出せる関係をつくること／増やすこと

自分を傷つけずに不快感を解消できる
⇓
自殺潜在能力の低下につながる

つながりが増えることで、特定の人（家族や親友など）の「お荷物」になっているという感覚はやわらぐ
⇓
負担感の減少につながる

つながりを実感できる
⇓
所属感の減弱がやわらぐ

所属感の減弱、負担感の知覚、自殺潜在能力は「死の壁」を乗り越えやすくする３つの要因（→29ページ）

生きていくのも悪くない

本当の意味での自殺予防につながる

自分を傷つけなくても生きていけそうだ

道徳的な教えには「副作用」もある

自殺を減らすための取り組みの一環として、小・中学校、高校などの教育現場では、「命を大切にする心の育成」を目指した道徳教育が推進されています。

ただ、こうした教育を通じて「本当にそうだ。命を大切にしよう」と思える子は、もともと自殺のリスクは低いともいえます。自傷の経験をもつような子は、「死にたい奴は死ねばいい」「だれにも迷惑はかからないのだから放っておけばいいのに」などと、さめた感想をもつ場合が多いのです。

リスクの高い子に必要なのは、自分の本音を言える場、本音で話し合える関係です。道徳的な教育には、「本当の気持ちはだれにも言えない」などと思わせるような副作用もあることを、認識しておく必要があるでしょう。

COLUMN

リストカットは「伝染」することも

知ることで模倣が始まる

自傷や自殺はまわりの人にも強い衝撃を与えます。同じように心の痛みをかかえている人が行為の模倣を始め、まるで伝染していくかのように広がっていくことがあります。

　自傷の代表格ともいえるリストカットは、日本では二〇〇〇年代になって目立つようになりました。一九九〇年代後半から急速に普及していったインターネットを通じ、生きづらさをかかえている若者がリストカットという手段を知る機会を得やすくなったことが一因といえるでしょう。

　さらに影響力が強いのは、身近な友だちの自傷体験です。「あの子もこの子もやっている」とわかると、自分を傷つける行為に対する心理的な抵抗感はいちじるしく低下します。集団内で自傷が広がっていくことも多いのです。

自傷する友だちへの共感

自分も生きづらさをかかえている子は、自傷する友だちに過剰な共感をもちやすい（→48ページ）

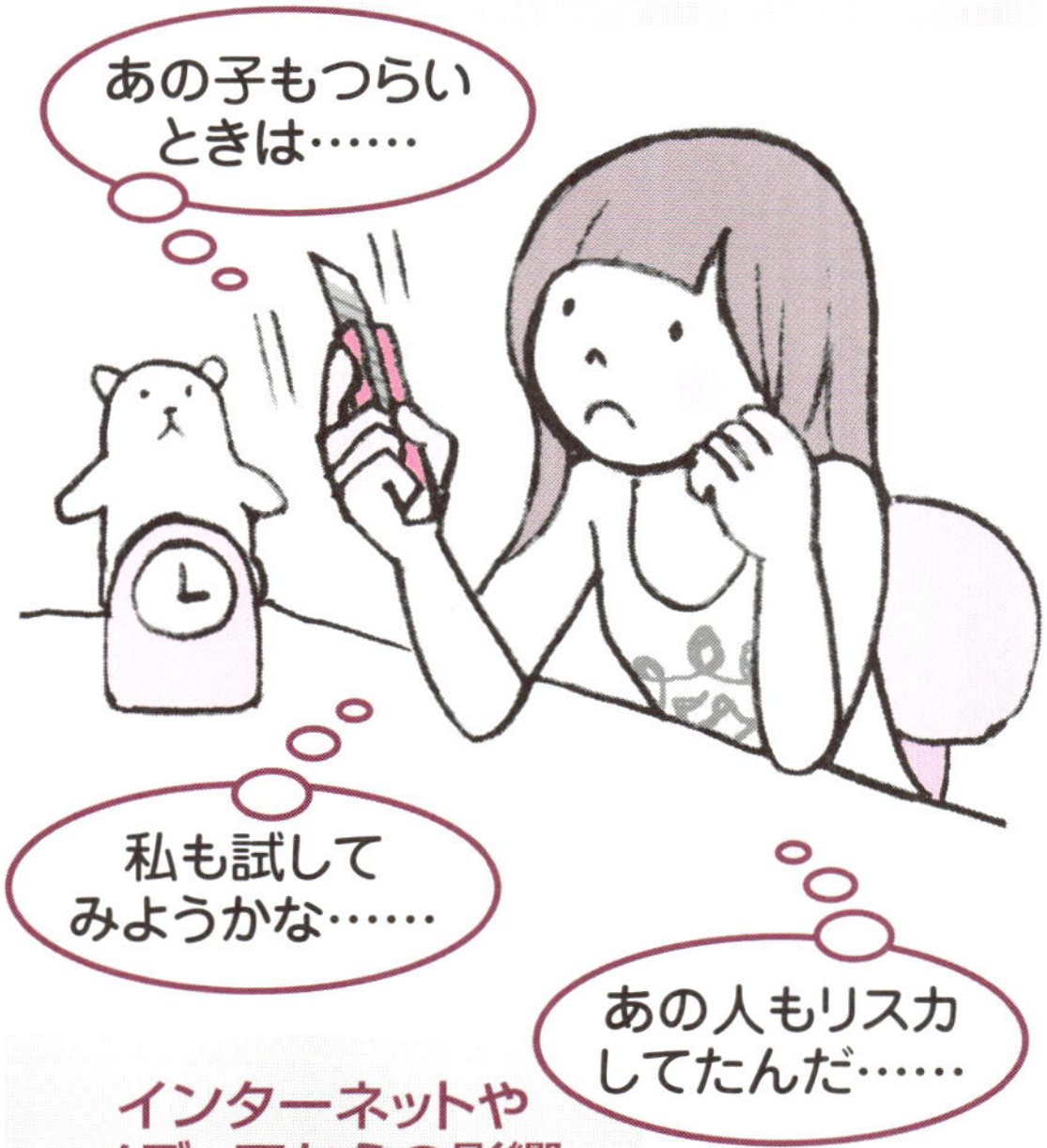
あの子もつらいときは……
私も試してみようかな……
あの人もリスカしてたんだ……

インターネットやメディアからの影響

インターネット上では、体験者が書いた自傷体験の詳細、生々しい傷の写真などが容易に見つかる

第2章

「助けて」から始まる回復への道

だれにも頼れない。頼ってはいけない
――そんなふうに思っていませんか？
自傷をくり返してしまうあなたも、
それを見守り、なんとかしなければと思っているあなたも、
必要なのは「助けて！」と声を上げること。
それができれば、回復への道は開けてくるはずです。

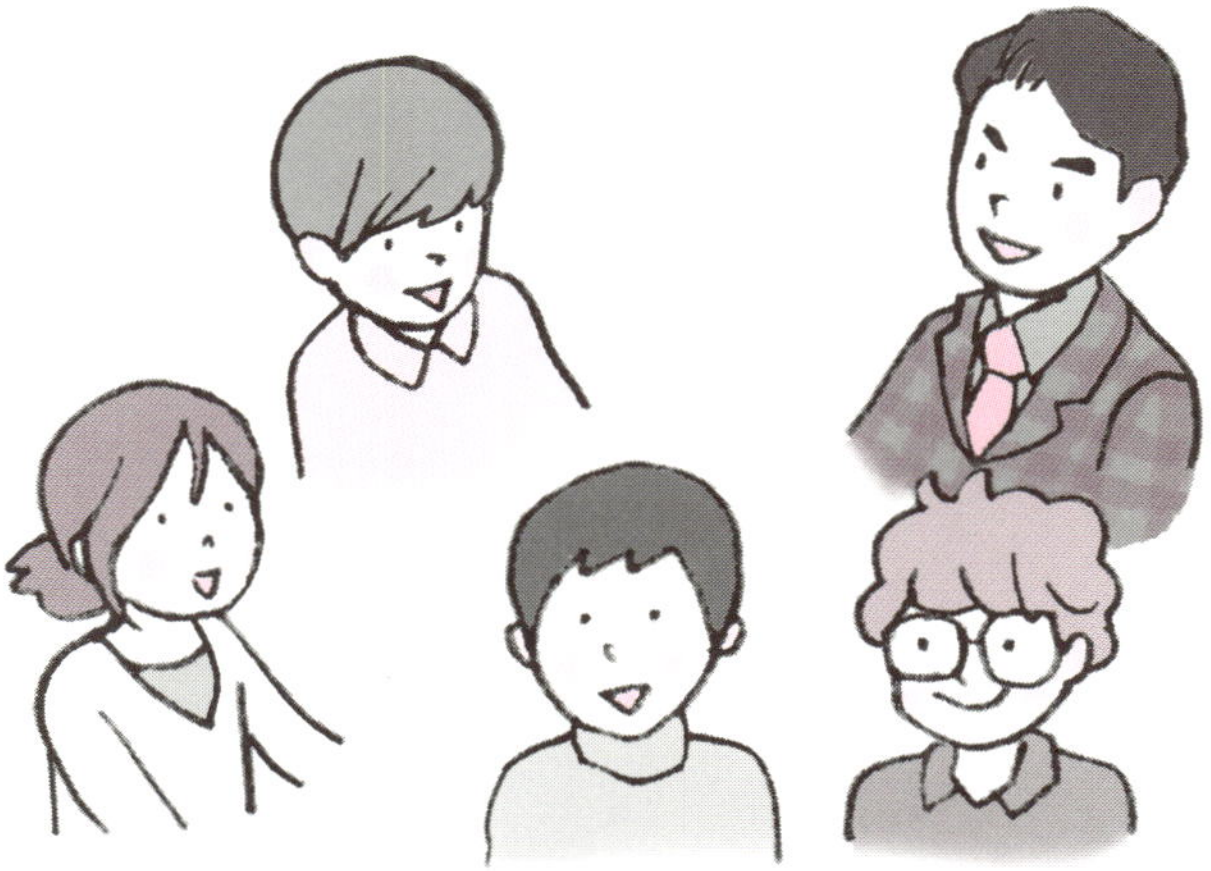

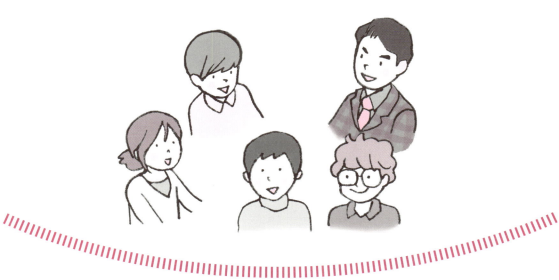

こじれる理由①

「助けて」が言えない、あきらめている

それほど悩んでいるならだれかに相談すればいいのに――と思うかもしれませんが、本音を言えないからこそ、苦しいのです。

助けを求める力が低下してしまっている

気持ちのコントロール法として自傷という手段をとる人と、とらない人の決定的な違いはどこにあるのでしょう？　ひとつだけ挙げるとすれば、つらいときに援助を求めることができないこと、つまり「援助希求能力の低さ」にあるといえます。

これまでの経験や今置かれている状況が、「どうせ助けてもらえない」という思いを生み、自傷への誤解が、これに拍車をかけます。「アピールしたいだけ」などという侮蔑《ぶべつ》的な反応が続くことで本人のなかにも自分をさげすむ感情が生まれ、ますます「助けて」と言えなくなっていくのです。

多くはひとりで悩んでいる

「自傷したり死にたいと訴えたりするのは、だれかにかまってほしいから」と考える人も、まだまだ多いようです。

けれど、実際には自分のつらい状況をだれにも告げないことが多く、自傷のほとんどはだれにも知られないようにおこなわれています。

本気で死にたいと思っても相談しなかった
73.9%※1

自殺未遂をしたときに相談しなかった
51.1%※1

自傷したのはひとりきりのとき
96%以上※2

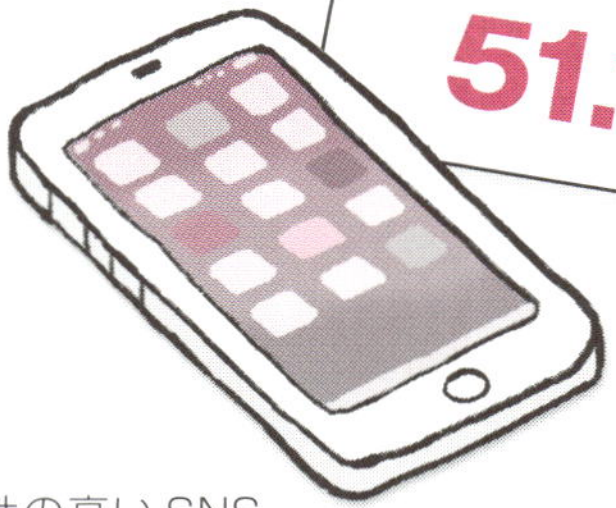

匿名性の高いSNSがつらい思いの吐き出し口になっていることもある

※1　日本財団自殺意識調査 2016 による
※2　Hawton et al. 2006

相談の道をふさぐ見えないハードル

「言ってもしょうがない」というあきらめ、あるいは「言ったらもっと悪いことが起きる」という確信をもつことで、相談することへのハードルは限りなく高くなっていきます。

集団内で生まれやすい「排除」の空気

孤立を恐れ、一部の者を排除することで結束をかためようという集団は、残念ながら珍しくありません。弱みを見せたら排除の対象となるような集団のなかで、なかなか本音は語れません。

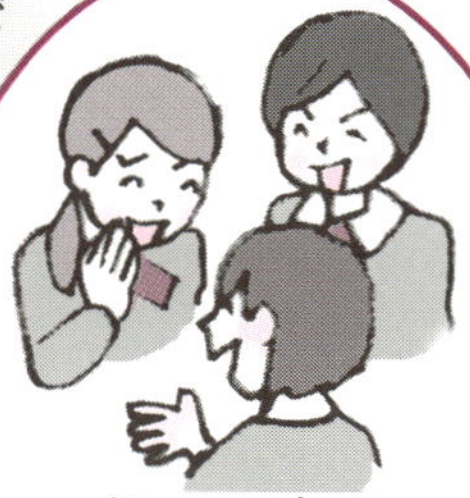
メンヘラとか言われちゃうんだろうな

親の反応への恐れ

親との関係がうまくいっていない場合、自分の思いはなかなか伝えられません。親がいろいろ苦労している様子を知っている場合には、余計な心配はかけたくないという思いもあります。

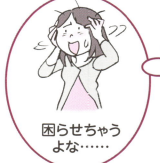

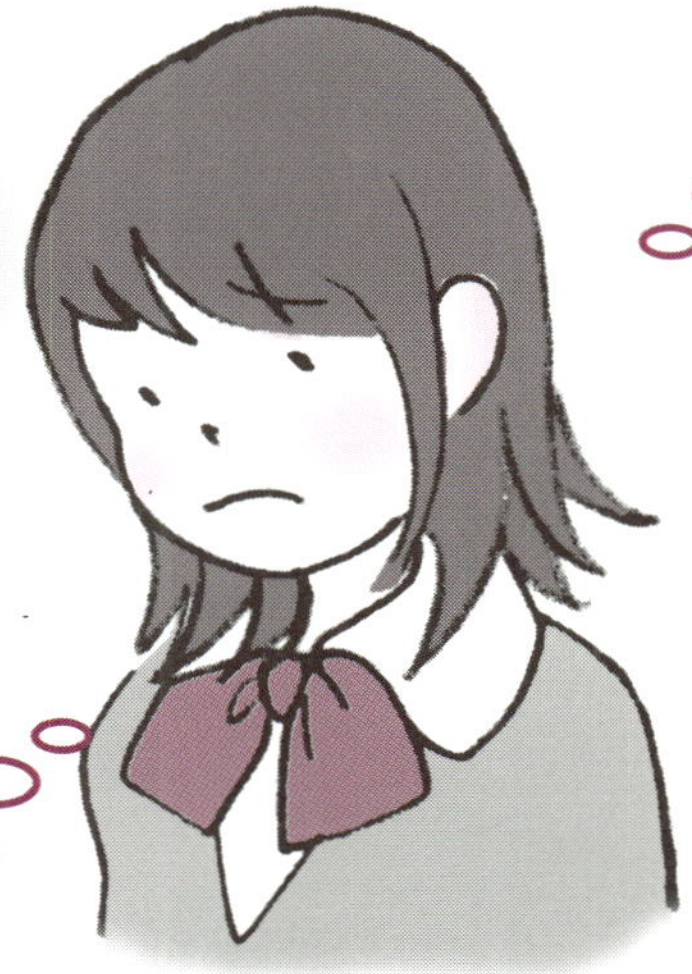

だれにも悩みを相談することなく、自分を傷つけることでやり過ごし、できた傷を隠し続けるようになっていく

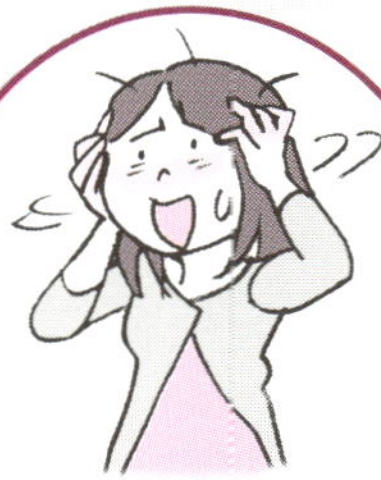
困らせちゃうよな……

「いつか裏切られる」という不安

自傷をくり返す人は、さまざまな裏切りを経験していることが少なくありません。なかなか人を信用できず、手を差し伸べる人がいても、自分から援助を拒んでしまうこともあります。

助言や提案されることへの不安

相談した結果、助言や提案をされても、それを受け入れられない、あるいは実行できないと「だから自分はダメなんだ」と自己卑下が強まります。それがわかっているから、相談できないということも。

不登校、退学、離職の果ての引きこもり

人とのかかわりが極端に少なくなっていくことも、相談の機会を減らす大きな要因になります。

こじれる理由②

家族も「助けて」が言えない、言いたくない

子どもの自傷は、家族にとっても大きな悩みの種になります。

しかし、本人がひとりで我慢しているのと同じように、家族もまた助けを求めない傾向があります。

自傷のほかにも問題がいっぱい

子どもが自傷をくり返す背景に、家庭の問題があることは少なくありません。

生活上の問題

- 両親が不仲で、別居・離婚している
- 父親が母親に暴力をふるっている
- 多額の借金があるなど、経済的に困窮している

など

メンタルの問題

- アルコールや薬物を乱用している家族がいる
- ギャンブル依存の家族がいる
- うつ病など、精神疾患をもつ家族がいる
- 親自身が自傷をしたり、自殺企図をくり返したりしている

など

あらゆる意味で余裕がなく、子どもの胸の内に秘められた思いや、ひそかにくり返されてきた自傷には、なかなか気づけないことが多い

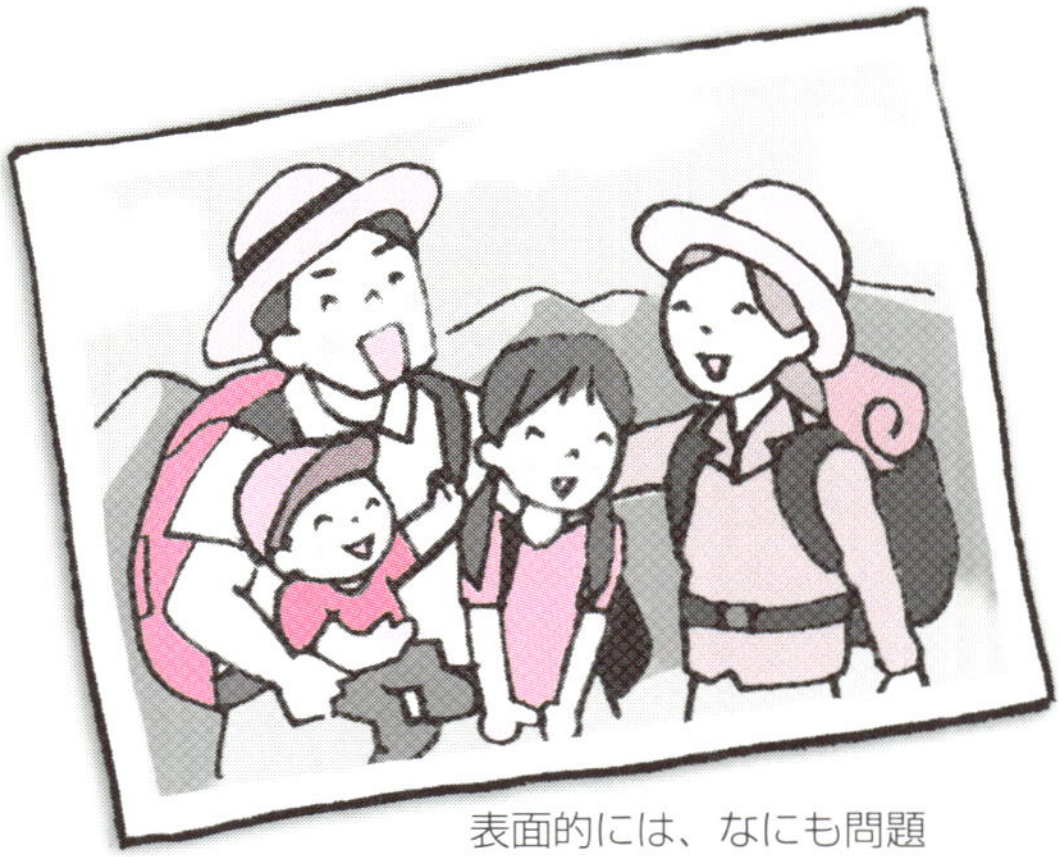

表面的には、なにも問題のなさそうな家族に見えることもある

「恥ずべきこと」はじつはよくあること

自分の子どもが自傷をくり返しているとわかった親は、「なぜこんなことに！」と動揺し、対応に悩むのが普通です。

だからといって、だれかに相談しようとは思えないのも、よくあ

さまざまな思いがためらいに

子どもの自傷も、自傷以外にもある家族の問題も、こじれればこじれるほど、だれかに相談しにくくなりがちです。

うまくいっていないことは隠しておきたい

笑って話せるようなことなら言えても、問題が大きければ余計、隠しておきたいもの。家族や自分の恥をさらしたくないと思うのはだれしも同じです。

自分が責められ、非難されるのではないか？

「あなたの育て方が悪い」と責められるのではないか、「なぜここまで放っておいたのか」などと非難されるのではないかと思うと、怖くて相談できません。

自分で解決しなければならないこと

困ってはいるけれど、家庭の問題にいちいち外部から意見されたくないと思う人も少なくありません。

だれに相談すればよいかわからない

近所や友だちに深刻な相談はなかなかできません。親族に相談すれば、遠慮がない分、説教されて終わるおそれがあります。

相談したところで、うまくいくはずがない

話を聞いてくれる人もいるかもしれないけれど、それで解決できる問題ではないと最初からあきらめがちです。

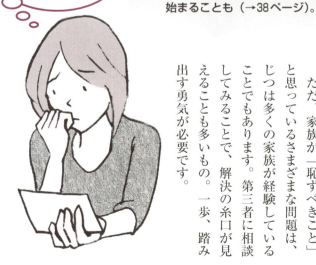

結局、だれにも相談できない

自分たちでなんとかするしかないと、子どもが自傷する意味を自分なりに解釈し、対応していくようになります。その結果、自傷を悪化させる悪循環が始まることも（→38ページ）。

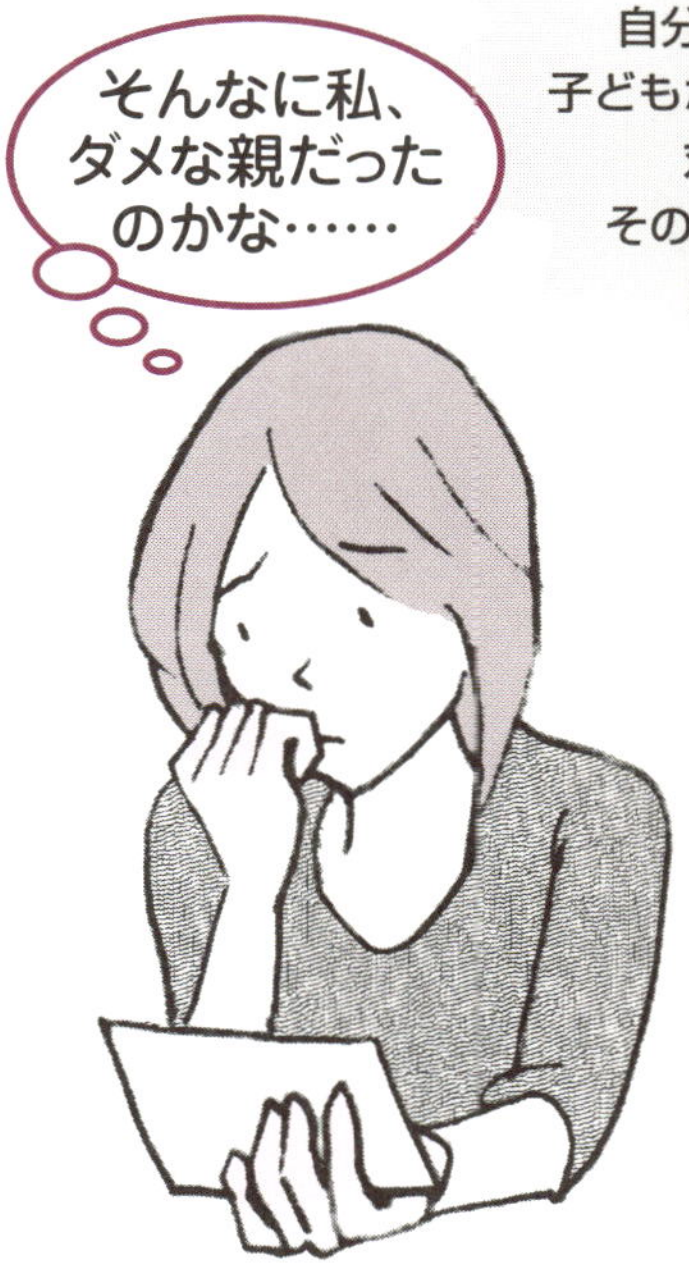
そんなに私、ダメな親だったのかな……

ることです。自分やほかの家族の問題で手一杯で、子どもの自傷についての相談先を探したり、連絡をとったり、足を運んだりする余裕がないこともあるでしょう。それ以上に、相談しようという気持ちをもてない大きな理由になっているのが、「自分の家庭がうまくいっていないことは、だれにも知られたくない」という思いではないでしょうか。

ただ、家族が「恥ずべきこと」と思っているさまざまな問題は、じつは多くの家族が経験していることでもあります。第三者に相談してみることで、解決の糸口が見えることも多いもの。一歩、踏み出す勇気が必要です。

こじれる理由③

閉じた関係のなかで悪循環が起こりやすくなる

本人も家族もだれにも相談できずにいる状態が続くと、状況はますます悪化しがちです。閉じた関係のなかで、自傷はますますエスカレートしていくおそれがあります。

家庭のなかで起きやすいこと

初めは動揺していた家族も、自傷がくり返されるうちに慣れが生じ、やがて、自傷をやめられない本人への怒りや、ときには敵意すらもつようになることが多いもの。悪循環が始まりやすくなります。

自傷の発覚

自傷にコントロールされるようになり、隠す余裕がなくなってくると、まわりの大人も気づくようになる（→18ページ）

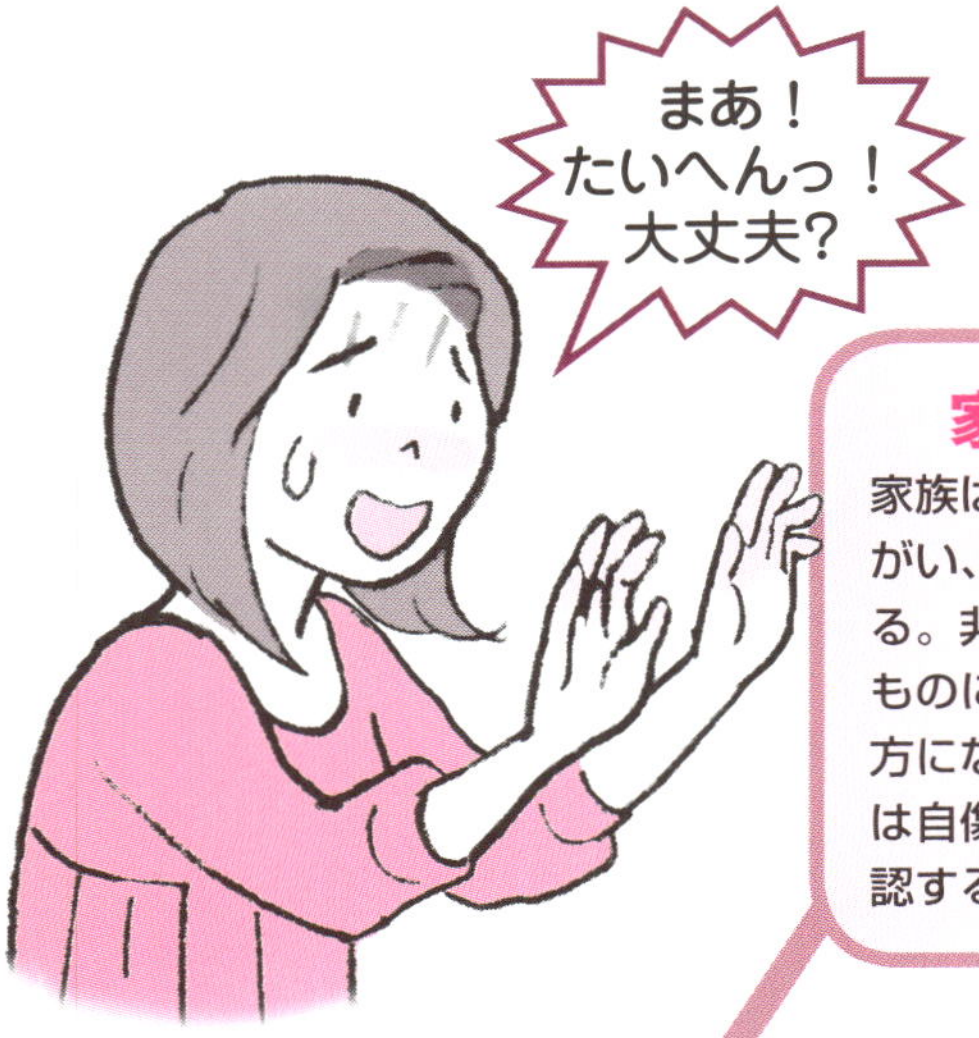
まあ！
たいへんっ！
大丈夫？

家族の動揺

家族は本人の顔色をうかがい、注目するようになる。非常に心配し、腫《は》れものにさわるような接し方になる。本人にとっては自傷が周囲との絆を確認する手段となる

慣れ……そして無力感

本人の行動に周囲が一喜一憂するのは一時期のみ。自傷がくり返されるうちに、家族は疲弊し、「なにをやってもダメ」と無力感を味わうようになる

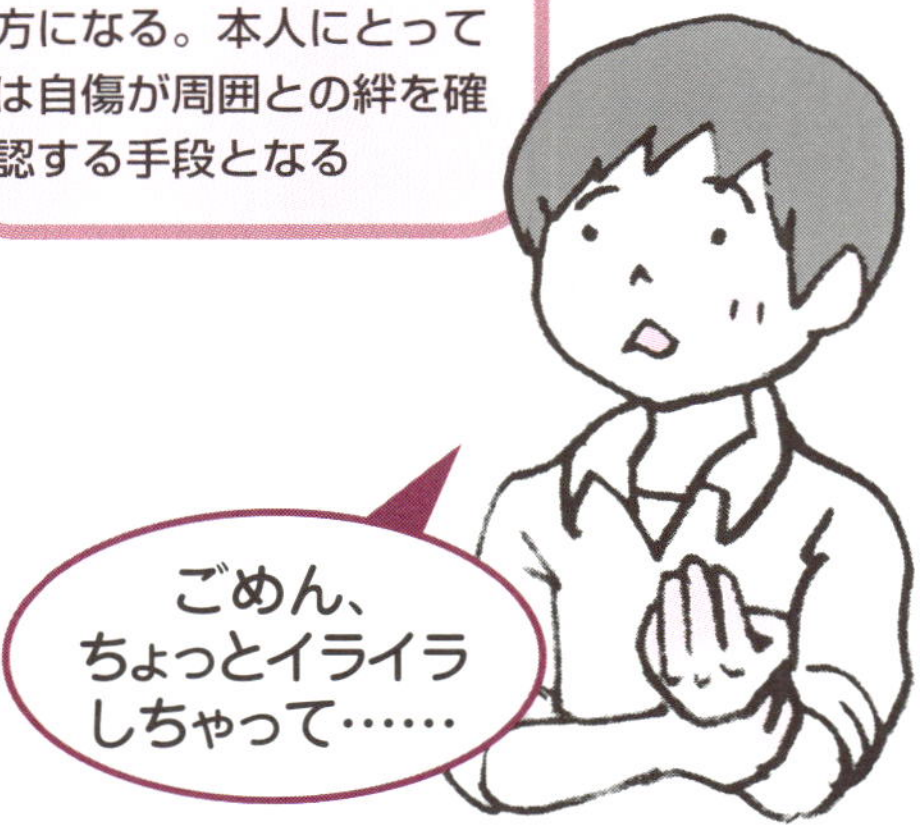
ごめん、
ちょっとイライラしちゃって……

この時期、本人にとって自傷は自分のつらさを周囲に理解してもらう「よい手段」ともなるため、かえって自傷が増えることもある

自傷がもつ攻撃性は家族の心も傷つける

　人は、他者の痛みに対しては驚くほど早く慣れていくもの。たとえ相手が自分の子どもだろうと恋人だろうと、慣れは生じます。

　しかも自傷には、相手に有無を言わせぬ攻撃性があります。売り言葉には買い言葉で応じる、暴力には暴力で対抗することもできますが、自傷にはなすすべがありません。反撃されることなく相手に罪悪感を与える、効果的な方法でもあるわけです。

　そのため、自傷がくり返されるうちに、まわりの人が本人を心配する気持ちは薄れ、むしろ理不尽な攻撃を受けているような怒りをもつようになりがちです。

　こうなると、悪循環が始まってしまいます。こじれていく流れを断ち切るためには、閉じた関係から逃れる先が必要です。

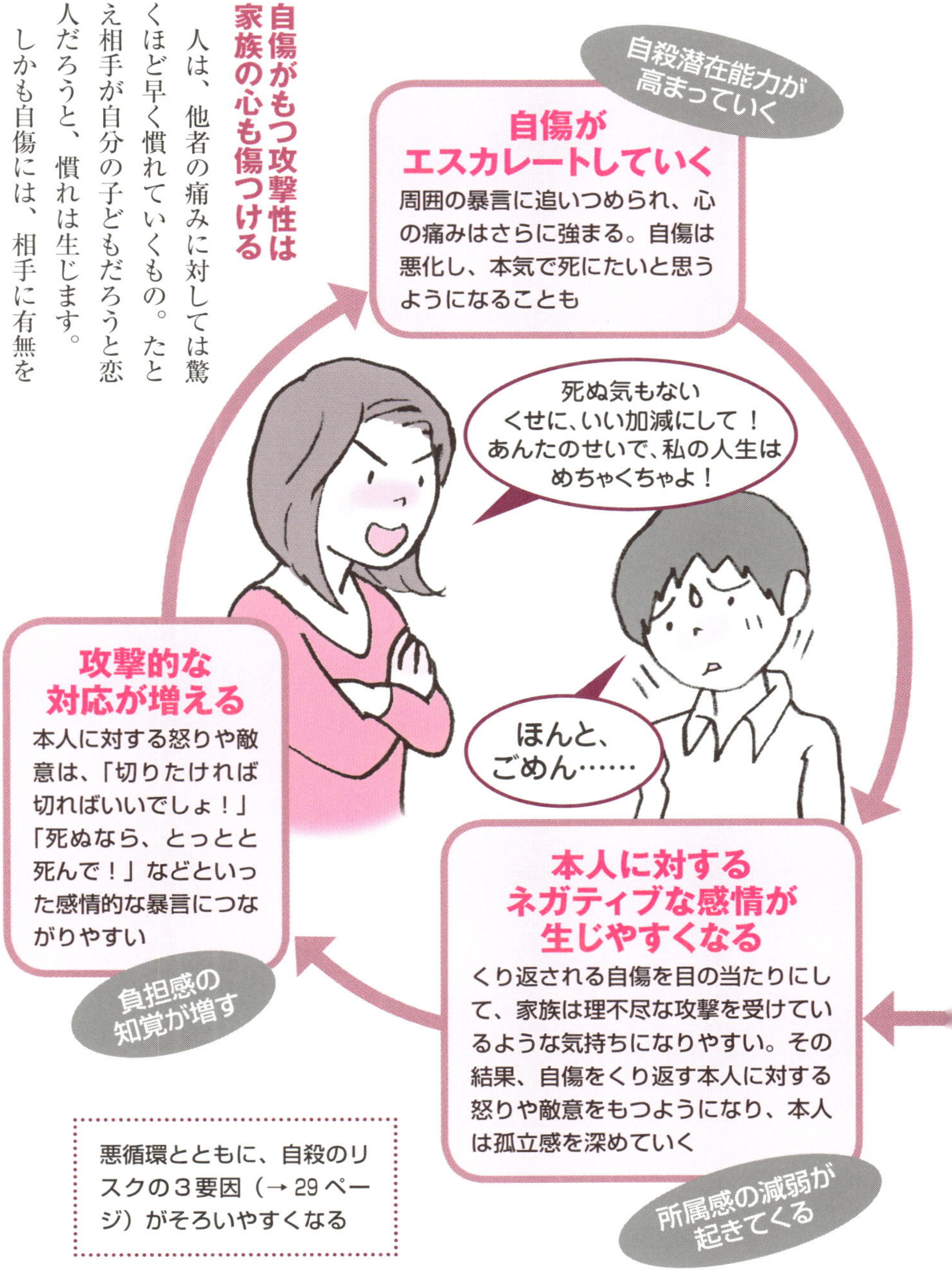

自殺潜在能力が高まっていく
自傷がエスカレートしていく
周囲の暴言に追いつめられ、心の痛みはさらに強まる。自傷は悪化し、本気で死にたいと思うようになることも
死ぬ気もないくせに、いい加減にして！あんたのせいで、私の人生はめちゃくちゃよ！
ほんと、ごめん……
攻撃的な対応が増える
本人に対する怒りや敵意は、「切りたければ切ればいいでしょ！」「死ぬなら、とっとと死んで！」などといった感情的な暴言につながりやすい
負担感の知覚が増す
本人に対するネガティブな感情が生じやすくなる
くり返される自傷を目の当たりにして、家族は理不尽な攻撃を受けているような気持ちになりやすい。その結果、自傷をくり返す本人に対する怒りや敵意をもつようになり、本人は孤立感を深めていく
所属感の減弱が起きてくる
悪循環とともに、自殺のリスクの3要因（→29ページ）がそろいやすくなる

援助を求めるレッスン①

愚痴をこぼしてみる。よい聞き手は必ずいる

ネガティブな感情をためこんでいくと、いずれ大爆発して相手を傷つけたり、自分を傷つけたりしやすくなります。「愚痴」という形で少しずつ、心の重荷を減らしていきましょう。

本人向け

家族向け

話せば減らせる心の滓《おり》

「相談」というほど重々しくなくても、とりあえず愚痴をこぼすという形で、心の滓を少しずつ取り除いていくことを考えましょう。

「困っている」の一言を

いきなり「死にたい」「自傷している」などと話しだすと相手は戸惑うかもしれませんが、「ちょっと困っていて……」などと始めれば、「どうしたの？」と自然に会話が進みます。

「聞く耳なし」と感じたら次の人へ

正確な統計があるわけではありませんが、「わかってくれる人」に出会える確率は３割くらいのもの。目の前の相手が「わかってくれない人」だからといって、「だれもわかってくれない」と決めつけるのはやめましょう。

話してみなければ出会えない

よい聞き手といえるのはこんな人

□あれこれ口を挟まず、じっくり話を聞いてくれる

□興味本位で、根掘り葉掘り聞き出そうとしない。話したくないことは話さなくてもいいという態度を保ってくれる

□簡単に「まかせておけ！」と言わない。話の内容によっては、相談先をいっしょに考えてくれる

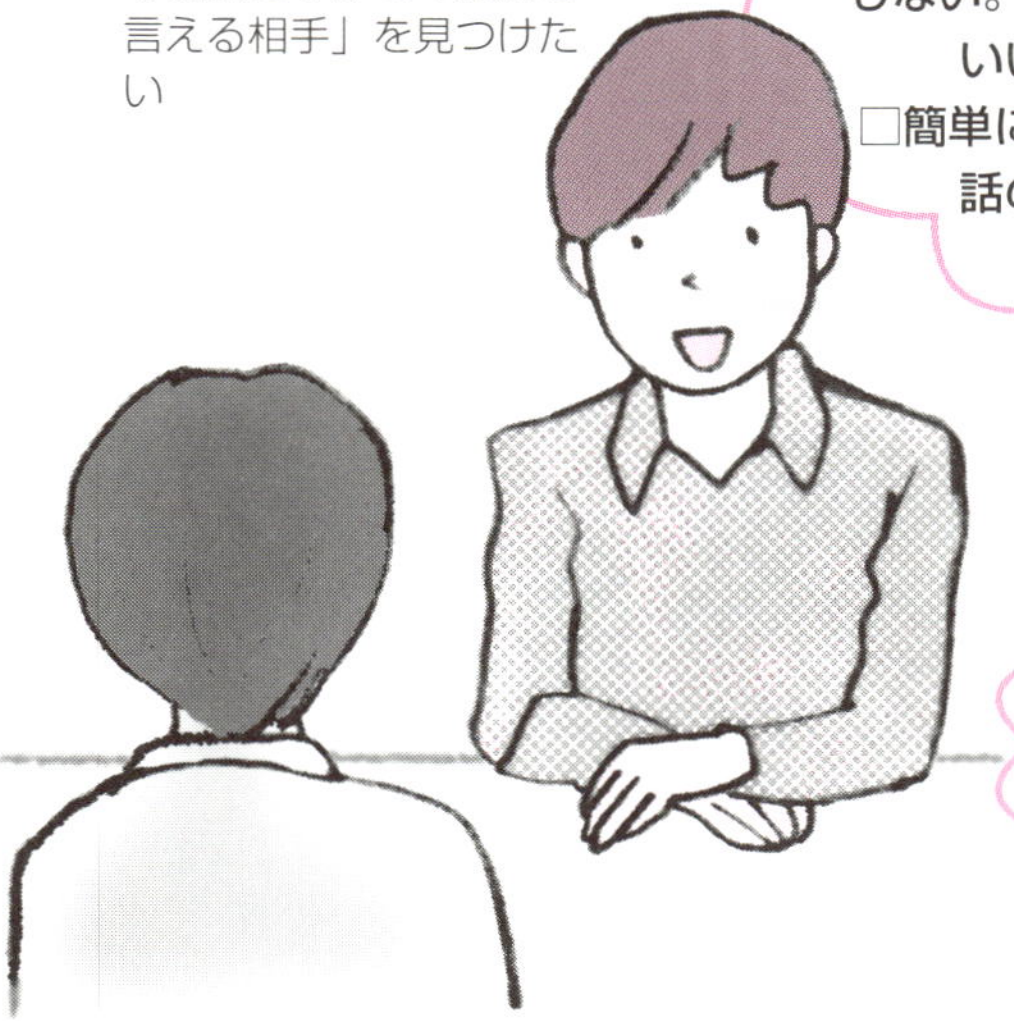

SNS上のつながりより、できれば、まずはリアルな関係のなかで「愚痴を言える相手」を見つけたい

「話せる相手」を広げていく

いろいろな人に少しずつ愚痴をこぼすくらいなら、相手の負担にもなりません。

「悪い聞き手」は早めに見切る

　話をしてはみたものの、「この人はちょっと……」と思ったら、早めに話を切り上げてしまいましょう。
　あれこれ意見されるようなら「そうかもね。ありがとう」と言って話題を変え、無遠慮な質問には「忘れちゃった」などと答えておけば、角は立ちません。

すぐに「ダメ出し」する人
「わかってくれない人」の典型例。相談の相手としては不向きです。

無遠慮な質問ばかり
「他人の不幸は蜜の味」とばかりに、面白半分に聞き出そうとするような人には、踏み込んだ話はしないほうがよいでしょう。

自分の意見を押しつける人
ろくに話を聞かず、自分の体験、価値観を語りたがる人の話は、あまり参考になりません。

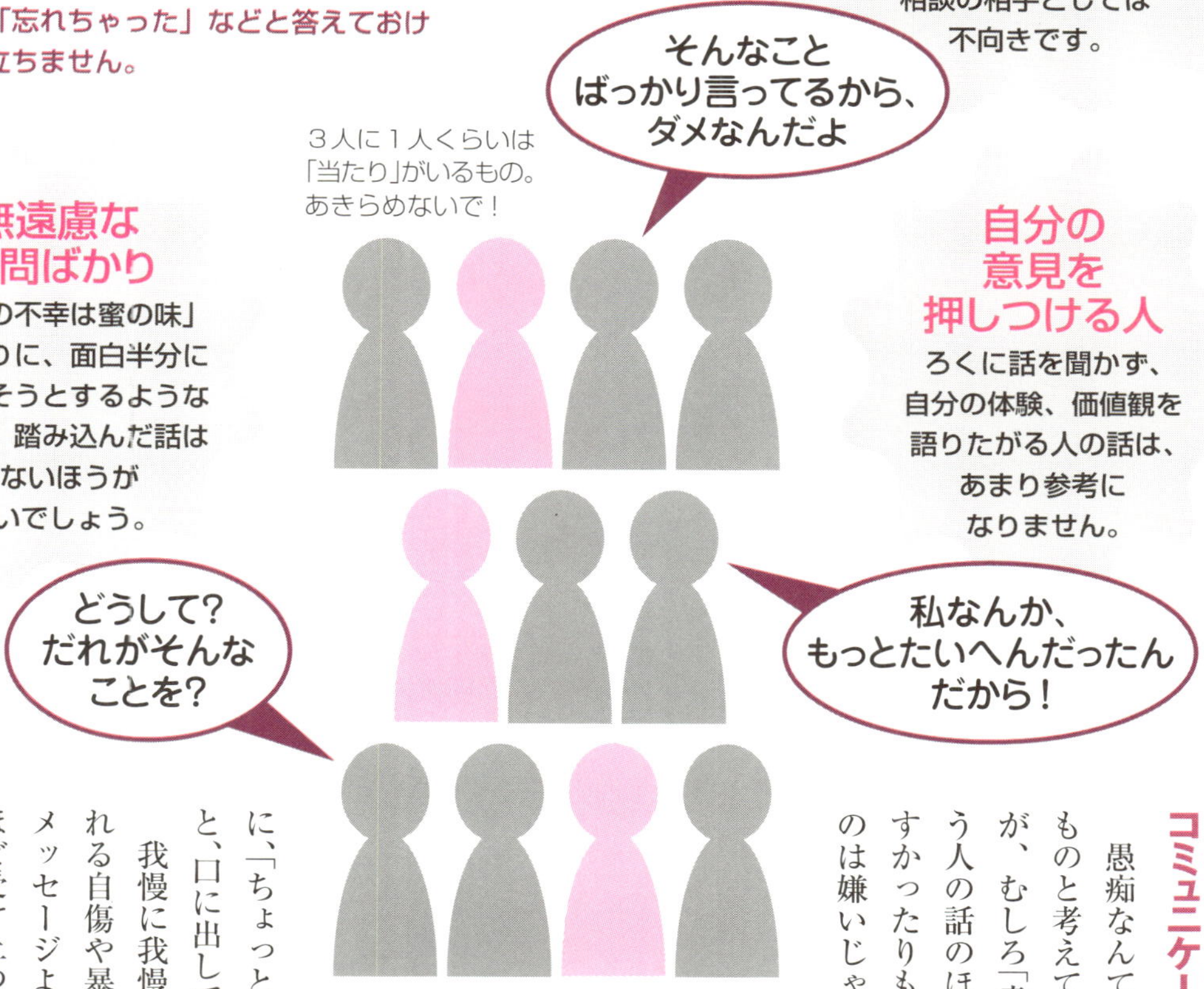
そんなこと
ばっかり言ってるから、
ダメなんだよ
３人に１人くらいは
「当たり」がいるもの。
あきらめないで！
どうして？
だれがそんな
ことを？
私なんか、
もっとたいへんだったん
だから！

愚痴をこぼすのもコミュニケーション

　愚痴なんて言わないほうがよいものと考えているかもしれませんが、むしろ「幸せいっぱい！」という人の話のほうが、反感を買いやすかったりもします。「愚痴を聞くのは嫌いじゃない」という人は意外に多いのでは？
　つらい思いは、人に話してみれば軽くなることも多いもの。自傷をくり返している人も、見守る立場にいる人も、かかえきれないほどの苦痛をためこむ前に、「ちょっとまいっているんだ」と、口に出してみましょう。
　我慢に我慢を重ねた結果発せられる自傷や暴言といった暴力的なメッセージより、愚痴のほうがよほど受け止められやすいものです。愚痴は、意外に有効なコミュニケーション・ツールなのです。

援助を求めるレッスン②

プロの支援者のいる機関に相談してみる

友人、知人との会話は憂さ晴らしには役立ちますが、なかなか踏み込んだ話はしにくいもの。自傷や自殺のリスクを低下させるための相談は、公的な機関を利用するとよいでしょう。

本人向け　家族向け

家族だけでも相談できる機関

自傷をやめさせるにはどうすればいいか、「死にたい」という訴えにどう応えたらよいかなど、対応のしかたを相談できる公的な機関はいろいろあります。同じ悩みをもつ家族が運営する家族会もあります。

精神保健福祉センター

心の問題にかかわることを専門的に扱う公的機関。各都道府県・政令指定都市に1ヵ所以上設置されており、家族からの相談も受け付けています。

地域の保健センター・保健所

地域住民の健康を守るための公的機関。心の問題についても相談可能ですが、相談日が限定されている場合もあるので、直接、確認してみましょう。

子ども家庭支援センター

子育て全般についての相談ができる公的機関です。

その他

子どもについての相談は、教育センター、児童相談センターなどでも受け付けています。

BPD家族会

（ボーダーラインパーソナリティ障害ファミリーサポートサービス）

境界性パーソナリティ障害（ボーダーラインパーソナリティ障害）の当事者の家族や関係者が、専門医のアドバイスを受けながら運営している団体です。定期的に相談会や勉強会なども実施されているので、参加してみるのもよいでしょう。

http://bpd-family.jp/bpd_family/date_place/

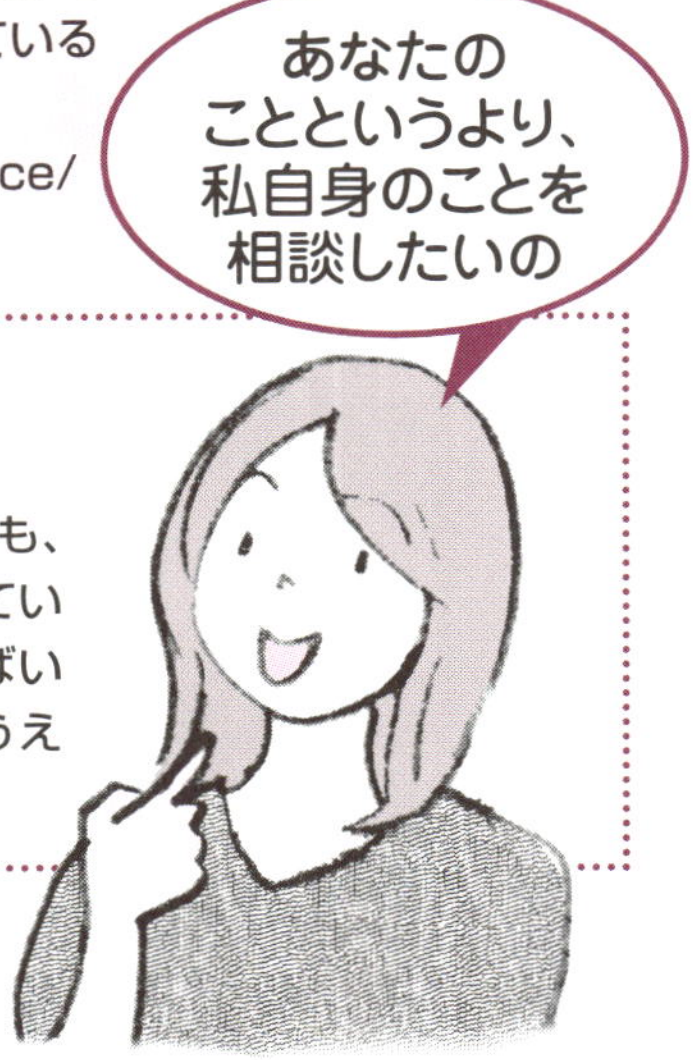
あなたのことというより、私自身のことを相談したいの

本人が「相談なんてやめて」と言うときは

「大丈夫だから放っておいて」などと言われても、相談を控えることはありません。対応に困っているのであれば、ぜひ相談を。「私がどうすればいいか、話を聞いてみたいから」などと伝えたうえで、堂々と相談しにいきましょう。

公的な機関の相談窓口を利用する

　本人も家族も、自傷をくり返している状態、死にたくなるような状態のままではいたくない、いてほしくないという思いがあるはず。そう願いながらもうまくいっていない現状は、かかわる人を増やしていくことで改善していく可能性が高まります。

　かかわる人を増やす糸口として活用したいのは、公的な機関の相談窓口です。相談窓口であれば、信頼できる人、よい聞き手に出会える確率は高く、むやみに叱責されるようなことはまずないでしょう。他人には知られたくない本人の状況や家庭の状況を率直に話しても、言いふらされるような心配ももちろんありません。

　本人が相談をためらうなら、家族だけの相談でもかまいません。家族が積極的に相談を求める姿を見せることは、本人が助けを求める手本にもなるでしょう。

本人がアクセスしやすいのは……

　本人が希望すれば、医療機関の受診も選択肢に入ります。学生であれば、学校にも相談できる人がいます。

学校

保健室の先生（養護教諭）やスクールカウンセラーは、自傷・自殺について正しい知識をもっている人が多いもの。とくに保健室なら予約も不要です。

精神保健福祉センター

右に示したように、心の問題専門の公的機関です。家族だけでなく、もちろん本人からの相談も受け付けています。

医療機関

自傷という行為自体は病気とはされていませんが、心の病気があることで起こりやすくなることもあるので、場合によっては医師に相談を（→44ページ）。心の病気によるものと診断されれば、治療にもつながっていきます（→25ページ）。

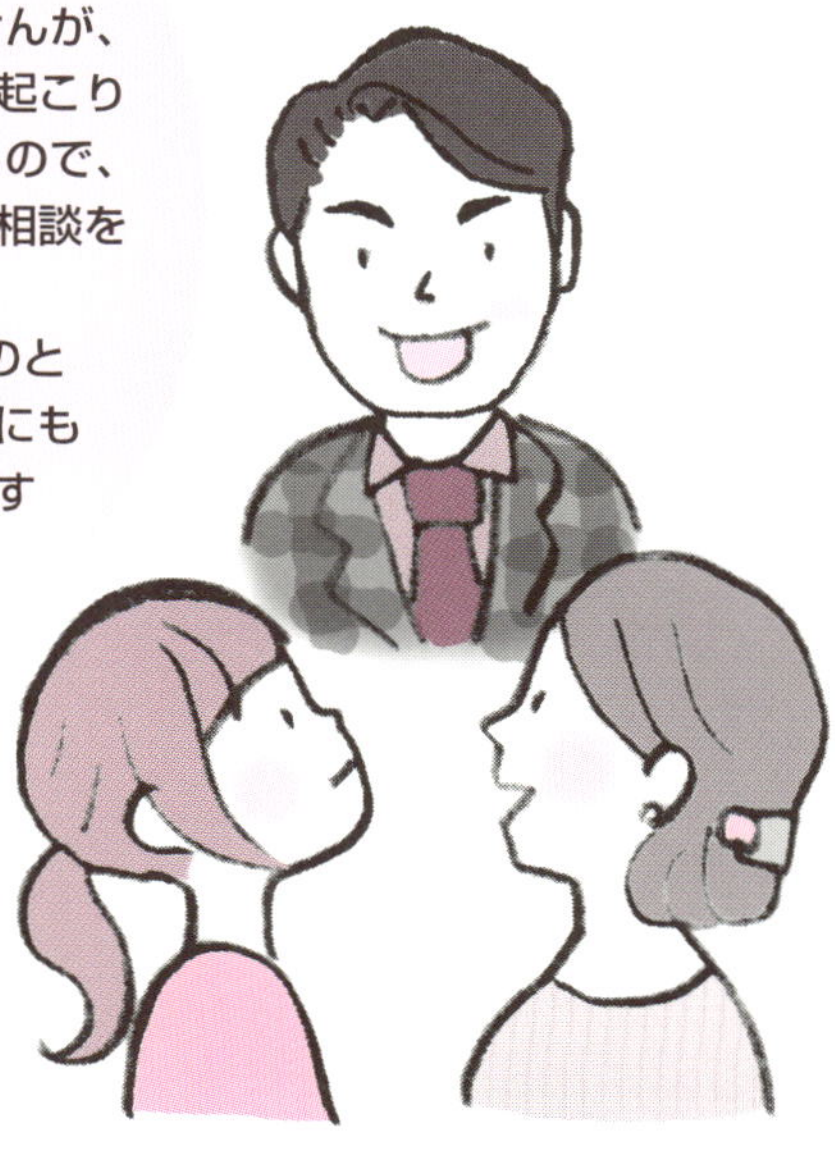

家族だけでの相談はむずかしいが、本人が受診する際に、家族が付き添うことはできる

援助を求めるレッスン③

精神科にかかるべき時機を逃さない

自傷したり「死にたい」と訴えたりしているからといって、必ずしも医療的な治療が必要というわけではありません。ただし、精神科受診を検討したほうがよい場合もあります。

本人向け

家族向け

医療につないだほうがよい目安

「生きるための行為」が「死ぬための行為」に近づいているように感じられたり、ここに示す項目に１つでも当てはまることがあったりするようなら、本人に受診するよう促しましょう。

□以下の3つのうち2つ以上に当てはまる

□自分で助けを求めようとしない

□自傷の頻度が上がり、自傷する部位や手段が複数化してきた（手首だけでなく、腕全体、太もも、腹部などを切る／刺す・焼くなどの方法での自傷も加わる など）

□自傷が隠せなくなってきた（深い傷をつくる／顔や首など目立つ部位を切る／人前でもリストカットをする など）

□リストカット以外にも自分をわざと傷つける行動が増えている

拒食・過食嘔吐／アルコールや薬物乱用／危険な性行動のくり返し など

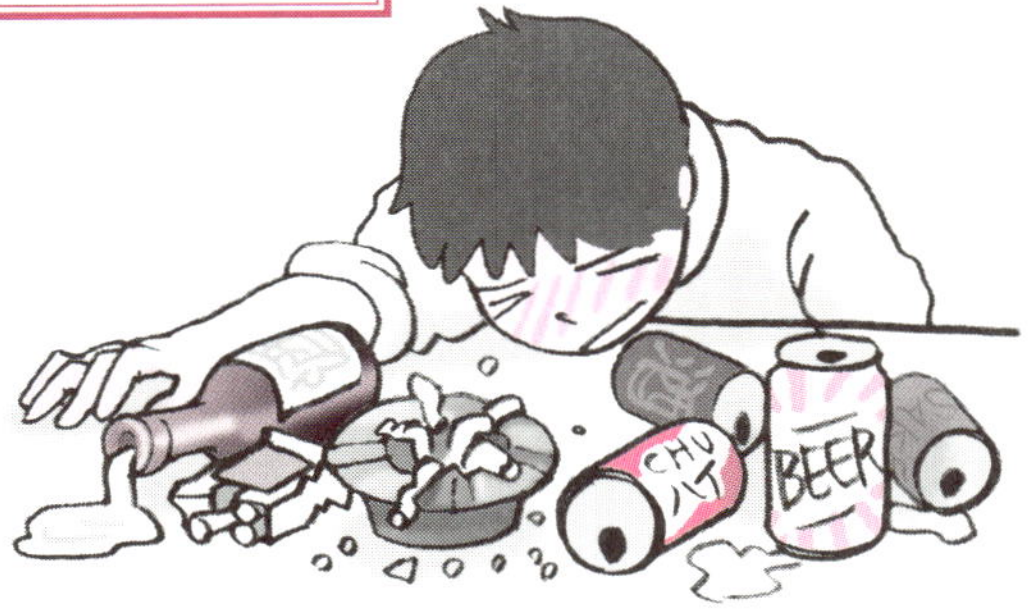

□自傷をしたときの記憶が抜け落ちている

記憶の欠落は解離性障害の症状のひとつ。解離性障害のもとにあるトラウマ（→71ページ）は、専門家のもとで治療していくことがすすめられる

□自殺未遂をした

縊首、飛び降り、ガスなど致死性の高い手段の試み／過量服薬 など

精神科医の役割は?

精神科を受診すると、なんらかの診断名がつけられることになるでしょう。ただし、大切なのは、診断名よりも「自傷しなければいられないほどつらい状況」をどう改善していくかです。

「背後にあるもの」の見立て

どのような診断名がつくにせよ、治療すべきは、自傷という行為をせずにはいられない状態の改善です。行為の背後にあるものを見立て、対応の道筋をつけていくのが精神科医の役割です。

服薬は必ずしも必要ない

精神科では、行動記録表（→60ページ）をもとに、自傷という行為そのものを詳しく分析し、改善のための方法を探っていきます。

薬物療法が改善策のひとつになることもありますが、服薬の必要はないこともあります。

「支援チーム」の拡大

医師が加わることで、本人を支える支援チームは拡大していきます。支え手を増やすことは、本人の孤立感が薄らいでいくだけでなく、家族など身近な支え手の安心にもつながり、閉じた関係で起きやすい悪循環を防ぐことにもなります。

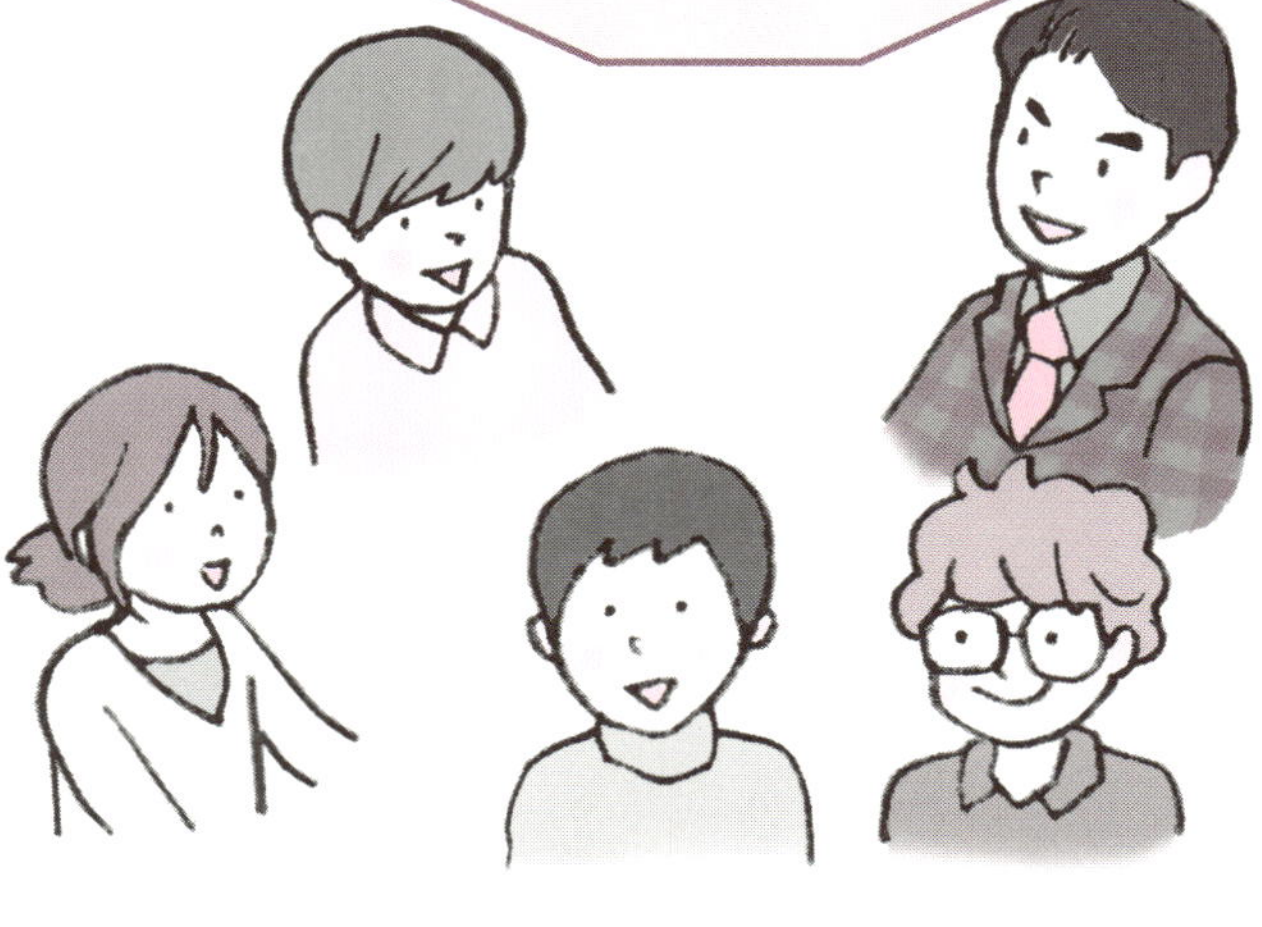

受診はひとつの手段。絶対的な解決方法ではない

医療機関での治療を始めれば、「切りたい」「死にたい」気持ちがすぐに解消されるというものではありません。ただ、頼れる先を増やすには受診もひとつの方法です。

医療機関での治療は通院が基本です。自傷させない・自殺させないためだけに入院させ、監視するのはかえって心の傷を深めることになりかねません。

とはいえ、入院がすべて悪というわけでなく、薬物療法に反応しやすい精神症状を集中的に改善させるにはよい環境ですし、たとえば摂食障害が重症化している場合などは、体の状態を回復させるために入院したほうがよいこともあります。

いずれにしろ、受診も入院も無理強いは禁物。本人の意思を尊重するのが基本です。

まわりの人ができること①

声をかけよう。信頼できる人につないでいこう

家族には知られないように自傷を重ねていても、まわりの友だちは「気づいていた」ということも多いもの。あなたがそのひとりなら、見て見ぬふりをせず声をかけてみてください。

声をかけてみる

心の内を話してくれるかどうかは、本人の気持ちしだい。「私はあなたの話を聞きたい」というサインを送ることだけでも、大きな助けになるでしょう。

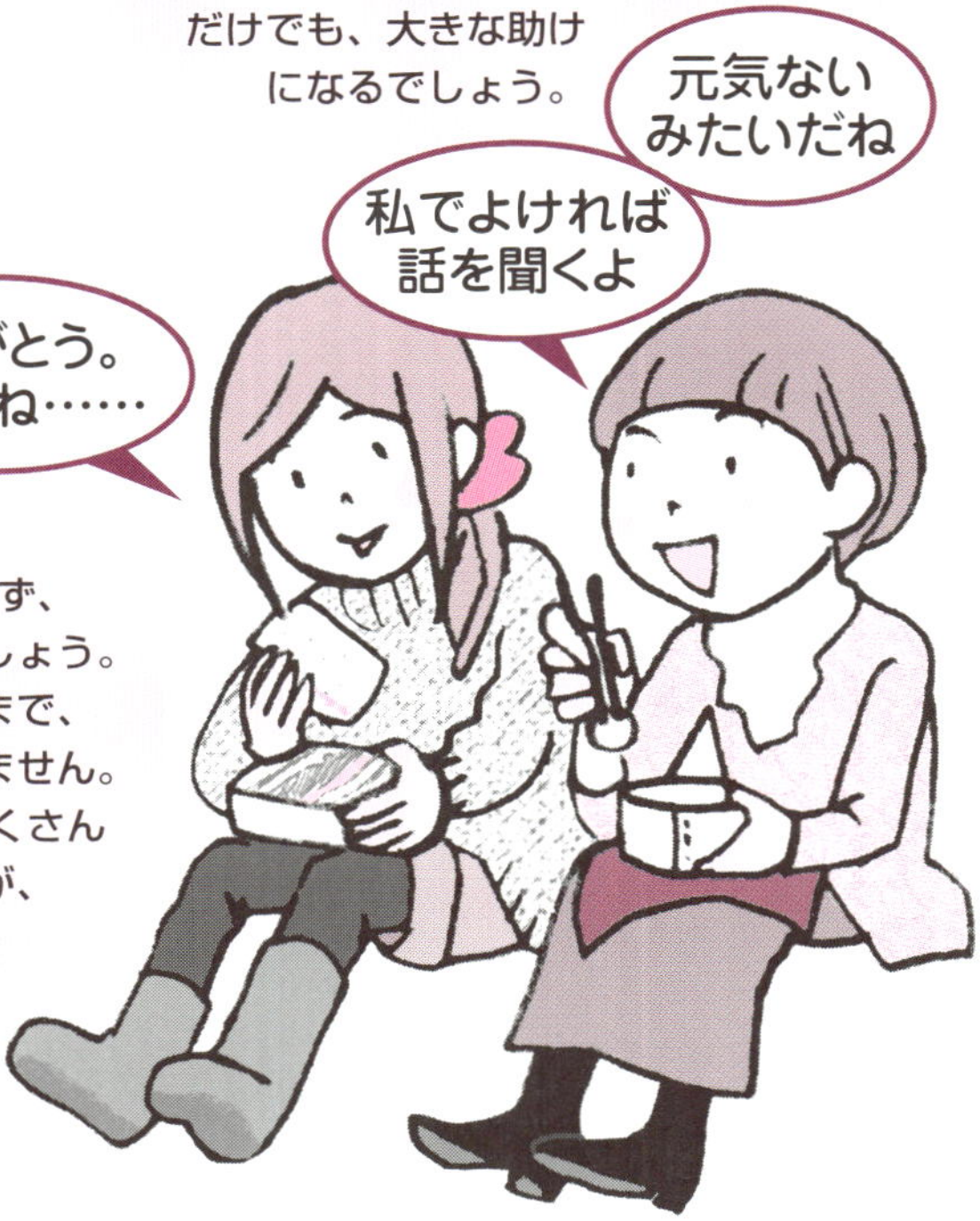

元気ないみたいだね
私でよければ話を聞くよ
ありがとう。じつはね……

話を聞く

解決策を示そうとあせらず、基本的には聞き役に徹しましょう。話したくなさそうなことまで、無理に聞き出すことはありません。本人が話したいことを、たくさん話せる相手であることが、なによりです。

相談されたら「よかった、話してくれて。ありがとう」

なんの役にも立てないと、自分をふがいなく思う必要はありません。信頼してもらえてうれしいという気持ちを伝えることは、とても大切なこと。「相談するのはよいこと」と思ってもらえれば、次につながっていきます。

気づいたら一歩踏み出そう

「腕に残る無数の傷跡を見てしまった」「なにか悩んでいるみたい」などというときには、次の行動を。相手が迷惑そうな様子をみせたら、それ以上、踏み込まなければいいだけのこと。最初からためらうことはありません。

「私なんかでいいの?」とためらわないで!

「ゲートキーパー」という言葉を見聞きしたことがありますか? 直訳すれば「門番」ですが、自殺対策の分野では「命の門番」という意味で使われています。

「支える人」を増やしていこう

「あなただから話したこと」を、だれかれかまわず言いふらさないほうがよいのは当然です。しかし、悩みが深刻であればあるほど、ひとりでは支えられません。聞き役であるあなた自身が、ほかの人に相談することも必要です。

信頼できる人につなぐ

悩みをかかえている本人の置かれている状況によっても違いますが、本人と関係の近い人や、学校なら保健室の先生、スクールカウンセラーなど、あるいは公的な相談機関などへの相談をすすめましょう（→ 42 ページ）。

家族は知ってるの？

相談したほうがいいよ！

自分も第三者に相談する

共感する力が高い人は、よい相談者になれる一方で、自分までつらい気持ちが高まりがち。家族や信頼できる大人に、これまでの経緯を話しておきましょう。そこからさらに支援の輪が広がっていくことも期待できますし、相談を受けているあなた自身の気持ちを楽にすることで、友だちとのかかわりを保ちやすくもなります。

「だれにも言わない」という約束はしない

安易に「ふたりの秘密」にしないこと。聞いた話を言いふらすことと、相談することは違います。信頼できそうな大人への相談をすすめましょう。

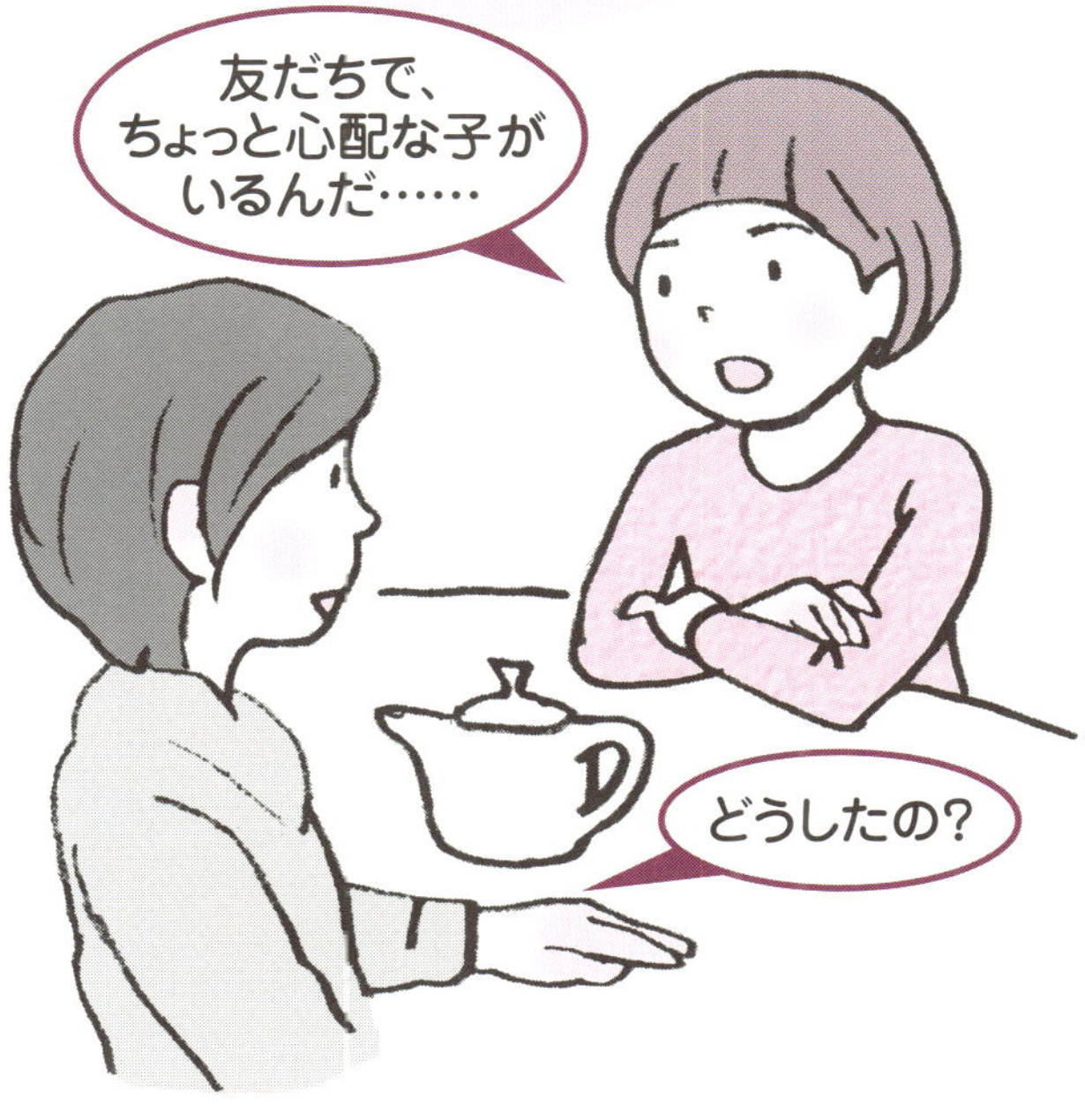

友だちで、ちょっと心配な子がいるんだ……
どうしたの？

日本だけでなく世界の多くの国々で、ゲートキーパーを増やす取り組みが続いています。といっても、特別な資格が必要なわけではありません。悩んでいる人に気づき、声をかけ、話を聞いて、必要な支援につなげ、見守ること。こうした対応をとれる人がゲートキーパーです。見て見ぬふりをしないことが、ゲートキーパーになる第一歩です。

まわりの人ができること②

ひとりでがんばりすぎない。限界をわきまえる

相手のつらさに共感できる人は、心の痛みをかかえる人にとって大切な存在です。
ただし、「あの人を救えるのは私しかいない」という過度の自負には注意が必要です。

過度の共感がまねきやすいこと

なんとか力になりたい、とことん相手につきあおうという気持ちはあっても、すべて相手のペースに合わせるのはむずかしく、また、そこまで無理をするのはお互いのためになりません。

秘密の共有

自分も同じようなつらさをかかえていると、過剰な共感が生まれやすくなります。「秘密にしてほしい」という願いを受け入れ、かわりに「切りたくなったら、必ず連絡して」などという約束がかわされることもあります。

「死にたい」「切るから！」にふりまわされる

実際には、つねに相手の思うような対応をすることはできません。すべてに応えようとすると、自分の生活にも影響してしまいます。

無力感／自傷の伝染

自傷は簡単にはやまないことも多いもの。相手の自傷がくり返されることで、相談を受けてきた自分の無力感を感じ、自分も自傷を始めてしまうこともあります。

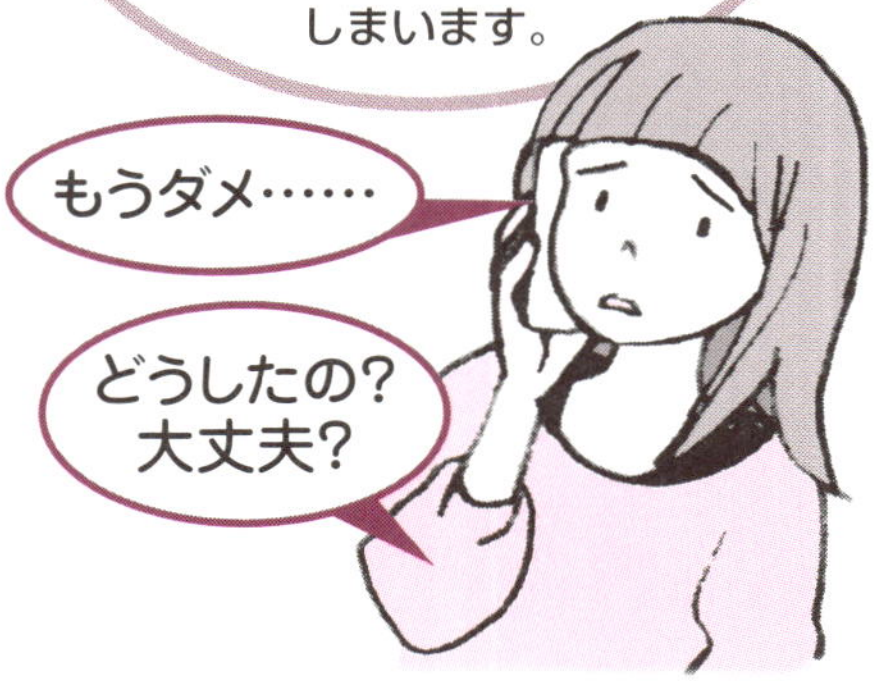
もうダメ……
どうしたの？大丈夫？

「できる範囲」で十分

自分が突き放したら、最悪の事態が起きるのではないかと心配かもしれませんが、「できないと伝えること」と「突き放すこと」は違います。「それは無理」「でも、これはできる」と自分ができることを明示し、できる範囲でかかわっていけば十分です。

ごめん、今日は私も体調悪くて、早く寝たいんだ

週末は空いてる？いっしょに出かけない？

気負いすぎで起きやすいこと

親子、夫婦、恋人など、いっしょに生活している人が「やめさせる！」と気負い過ぎるのも問題です。

自分がやめさせる！立ち直らせる！

自分がなんとかするという意気込みが強いと、だれかに相談しようという考えは生まれず、閉じた関係になりがちです。

支配的な関係に

なんとか自傷をやめさせなければという思いが強く、「もう自傷しない」と誓わせたり、「また切ったら、もう面倒はみない」などと取引をしたりします。

自傷が続くことへの苛立ち／関係の破綻

支える側の気負いすぎで支配関係に陥り、本人のつらさが増す結果、かえって自傷が悪化していくことも。両者の関係は破綻してしまうこともあります。

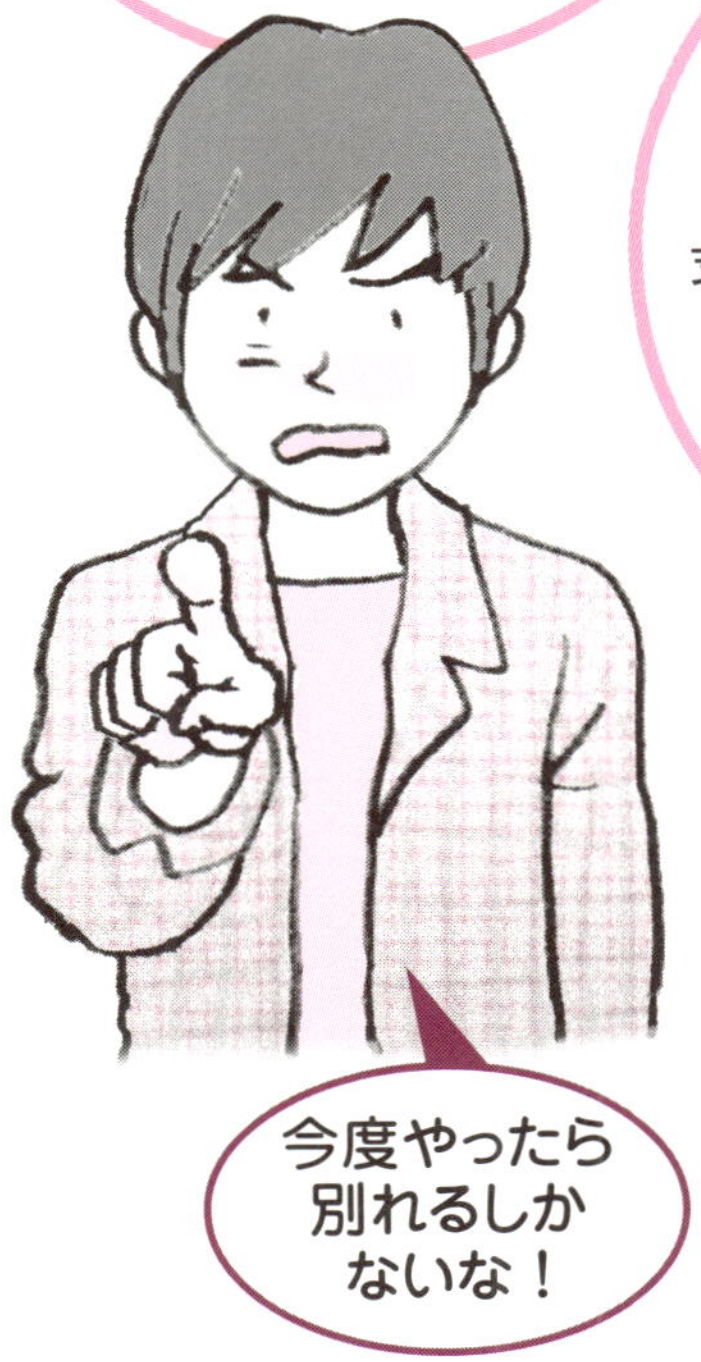
今度やったら別れるしかないな！

支える人にも支えが必要

身近な人との関係が悪化していくことほど、つらいものはありません。支える側もネットワークを広げ、自分ひとりでなんとかしようとがんばりすぎないことが大切です。

「ワンオペ対応」は共倒れの危険も

ずっとつらい気持ちをかかえこんできた人が、心を許せる相手はそう多くはありません。それだけに、共感してくれる相手に頼りすぎてしまうこともあります。

頼られれば、初めは意気に感じて「すべて引き受ける！」という気持ちになる人も多いでしょう。けれど、支える側がひとりきりの「ワンオペ（ワンオペレーション）」で、支え切れるものではありません。支えようとしてきた人自身に自傷が伝染していき、共倒れともいうべき状態になってしまうこともあります。

支える側がヘトヘトに疲れ切って関係を続けられなくなれば、かえって事態は悪化していく危険性もあります。

「私しか、救える人はいない」というヒロイックな思い込みには、注意が必要です。

COLUMN

どんな医師なら安心できる？

公的な機関の窓口で情報を集めよう

精神科は困ったときの頼り先のひとつ。とはいえ、デメリットもないわけではありません。

なかには診察にあまり時間をかけず、治療薬を処方するばかりという医師もいます。そうした医師のもとで安易に薬物療法を始めると、効果が目減りしてきた自傷のかわりに、今度は治療薬に頼るようになり、過量服薬をくり返すことにもなりかねません。

受診するなら「信頼できそうだ」と思える医師を選ぶことが必要です。ただ、著名、有名な医師だからという理由で受診先を選ぶと、受診者が非常に多く、なかなか診察に時間をとってもらえないこともあります。公的な機関の窓口では、地域の実情に即した医療機関に関する情報も入手できますから、まずはそこで相談してみるとよいでしょう。

実際に受診してみて、「この医師はちょっと……」と思った場合には、違う医師にも会ってみてください。医師もいろいろ、相性もあります。一回の受診で「精神科に行ってもムダ」と決め込まず、よい伴走者になってくれそうな医師を探していきましょう。

▼こんな医師なら安心

- □自傷したことを責めない。自傷をやめなければ診察しない、などと脅さない
- □本人の顔をみながら、話を聞いてくれる
- □疑問・反論に応えてくれる
- □説得されている感じはしないが、納得できる
- □最低限の治療薬しか処方しない

予約はなるべく早い時間帯に入れ、生活状況はメモして持参するようにしよう

第3章

「自傷をやめよう」はやめてみる

自傷をやめたい、やめさせたい。
そんな気持ちでいっぱいかもしれませんが、
「やめなくてはダメ」「絶対にやめさせる」という意気込みは、
自傷を手放せない状態をまねく一因でもあります。
「やめなさい」をやめること。そこから始めてみましょう。

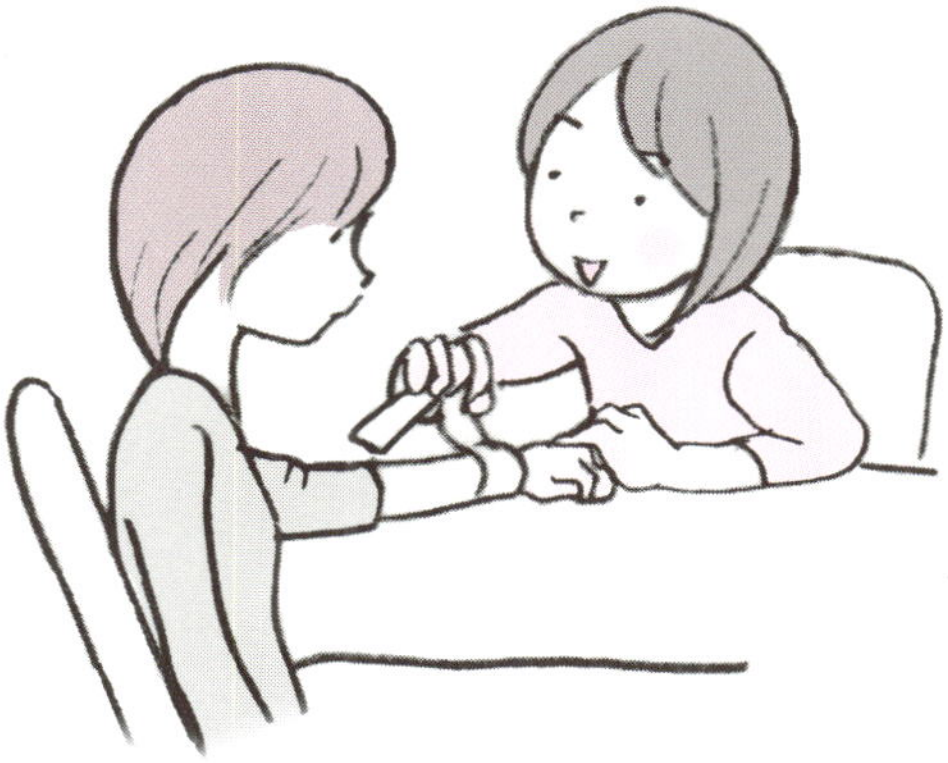

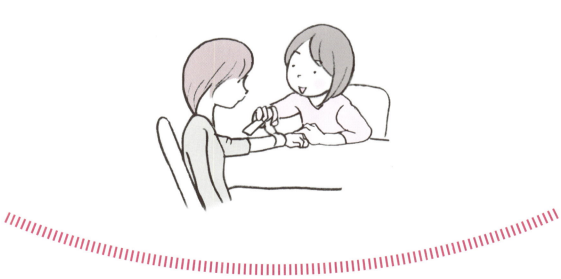

目指すべきこと

「自傷しないこと」の先にある本当の目標

「自傷するな」「生きろ」と説くだけでは、問題は解決しません。自傷という行動の背後にある心のつらさに対応できるようになることが、本当の目標です。

本当の目標を見定める

自傷が心の苦痛を減らす唯一の手段となっている場合、自傷という行為だけをやめよう、やめさせようとするのは、「つらい状態のままで我慢せよ」と言っているのと同じです。

自傷したくなるほどつらい思いをかかえこまず、生き続けられるようにすることこそが、本当の目標です。

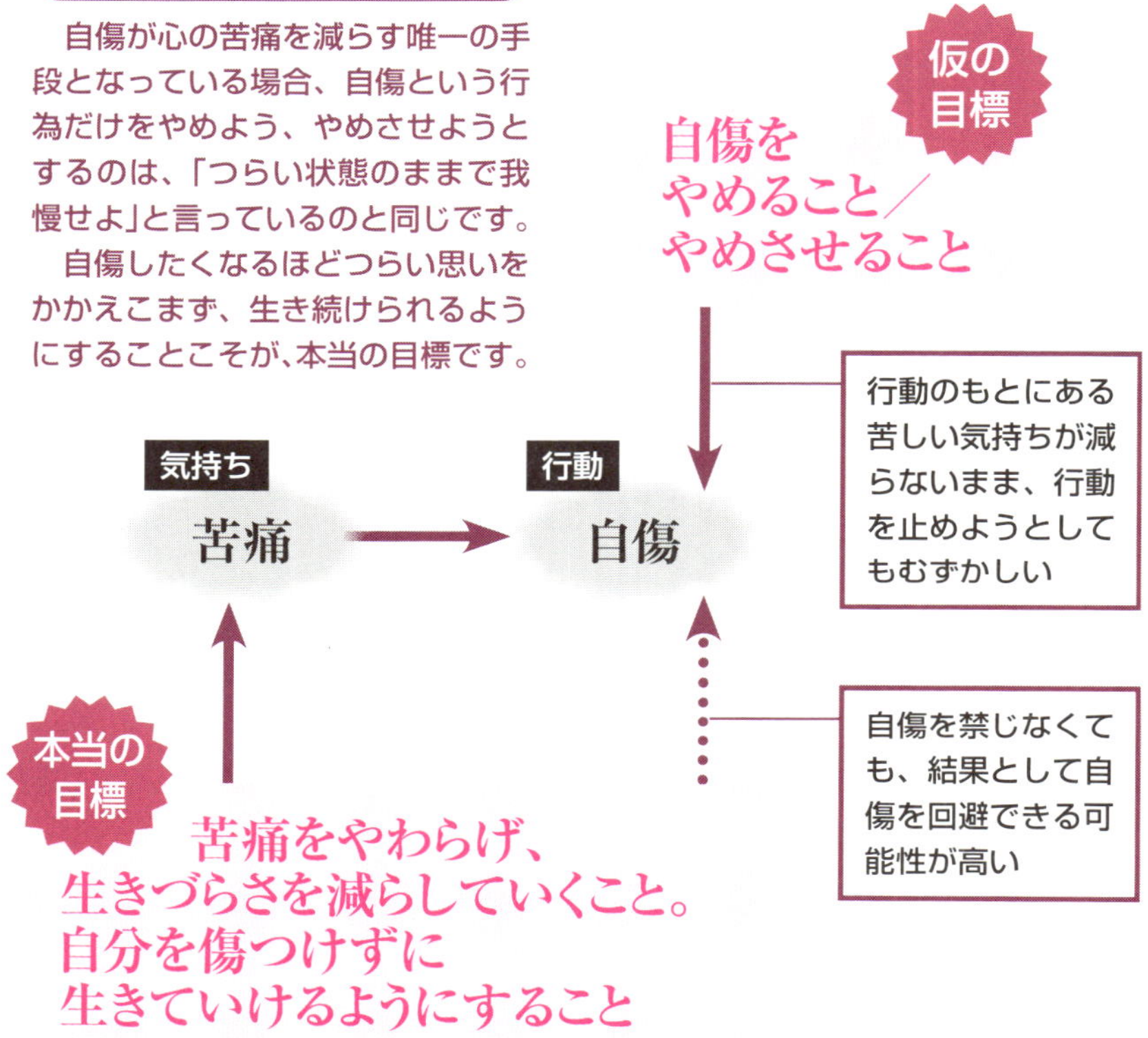

仮の目標
自傷をやめること／やめさせること
行動のもとにある苦しい気持ちが減らないまま、行動を止めようとしてもむずかしい
気持ち
苦痛
行動
自傷
自傷を禁じなくても、結果として自傷を回避できる可能性が高い
本当の目標
苦痛をやわらげ、生きづらさを減らしていくこと。自分を傷つけずに生きていけるようにすること

「してはダメ」ではなく「できること」を増やす

まわりの人が「自傷をやめてほしい」と願っているだけでなく、自傷する人自身も、七割以上は「自傷をやめよう」と決意したことがあると報告されています。けれど自傷は、まわりの人が「やめろ」と叱ったり、本人が「絶対やめる」と誓ったりするだけで、やめられるものでもありません。

自傷という行動を変えるには、自傷を引き起こすほどの心のつらさを減らすこと、つらくなったときに自傷以外の方法で対処できるようにしていくことが必要です。むやみにダメと禁止するのではなく、「できること」を増やしていきましょう。

行動を変えるために必要なこと

自傷という行動に至るまでの流れは、4つの段階に区分できます。それぞれの段階で打つべき手はあります。

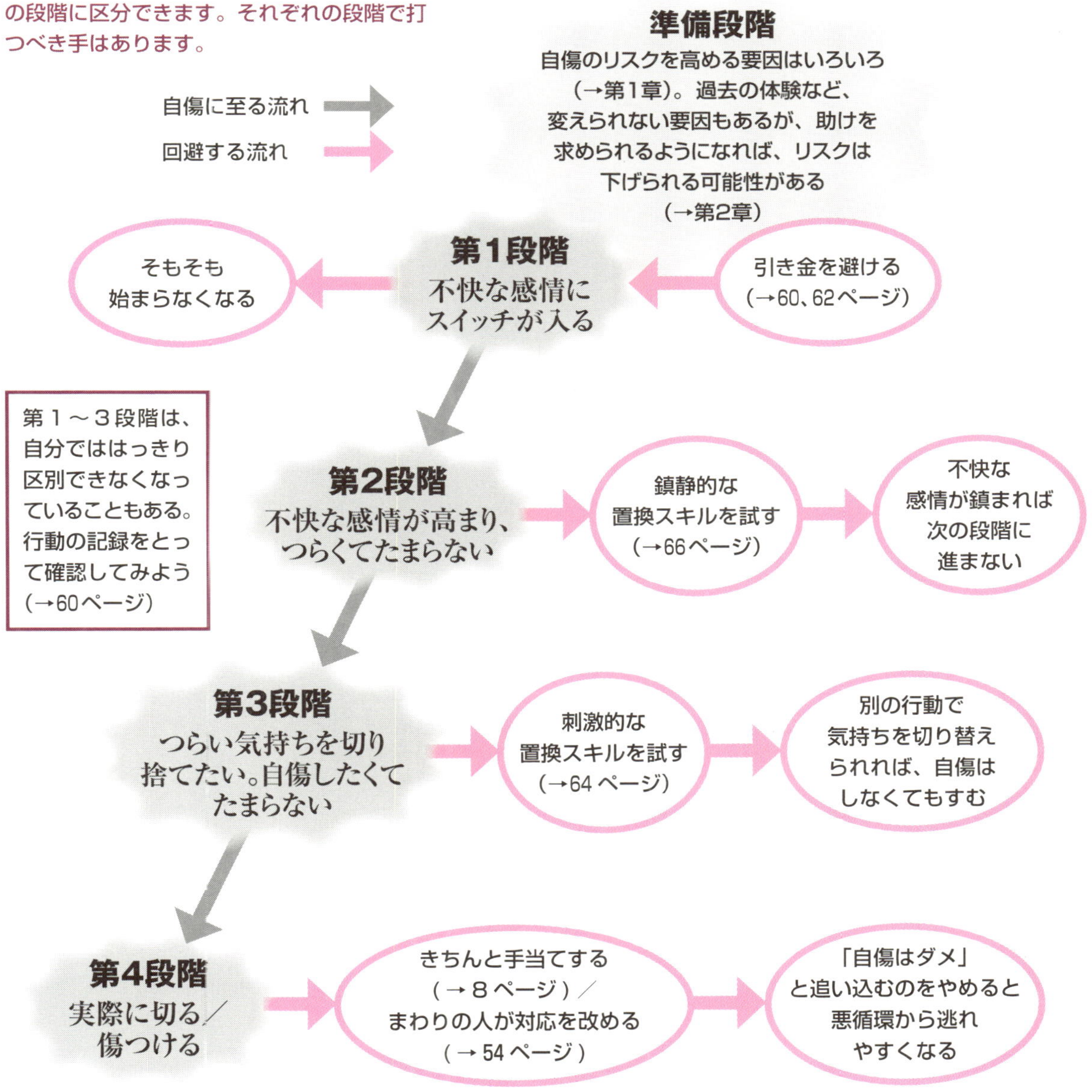
自傷に至る流れ
回避する流れ
準備段階
自傷のリスクを高める要因はいろいろ（→第1章）。過去の体験など、変えられない要因もあるが、助けを求められるようになれば、リスクは下げられる可能性がある（→第2章）
第1段階
不快な感情にスイッチが入る
そもそも始まらなくなる
引き金を避ける（→60、62ページ）
第1～3段階は、自分でははっきり区別できなくなっていることもある。行動の記録をとって確認してみよう（→60ページ）
第2段階
不快な感情が高まり、つらくてたまらない
鎮静的な置換スキルを試す（→66ページ）
不快な感情が鎮まれば次の段階に進まない
第3段階
つらい気持ちを切り捨てたい。自傷したくてたまらない
刺激的な置換スキルを試す（→64 ページ）
別の行動で気持ちを切り替えられれば、自傷はしなくてもすむ
第4段階
実際に切る／傷つける
きちんと手当てする（→８ページ）／まわりの人が対応を改める（→54 ページ）
「自傷はダメ」と追い込むのをやめると悪循環から逃れやすくなる

正しく応えるレッスン①

自傷する人を追いつめる言動を控える

本人が自傷を隠そうとするのは、周囲の、とりわけ家族の反応を恐れているからでもあります。だからこそ、自傷が発覚したときには感情のままにふるまわない冷静さが必要です。

家族向け

支援者向け

「やめさせる」前にやめたいこと

なんとかして自傷をやめさせたいという思いが、かえって本人のつらさを増してしまうことに。まずは見守る立場の人から、ふるまいを改めていきましょう。

過小な反応

どう対応すればよいかまったくわからなかったり、自傷を「気を引くための行為」と誤解していたりすると、過小な反応につながりがちです。

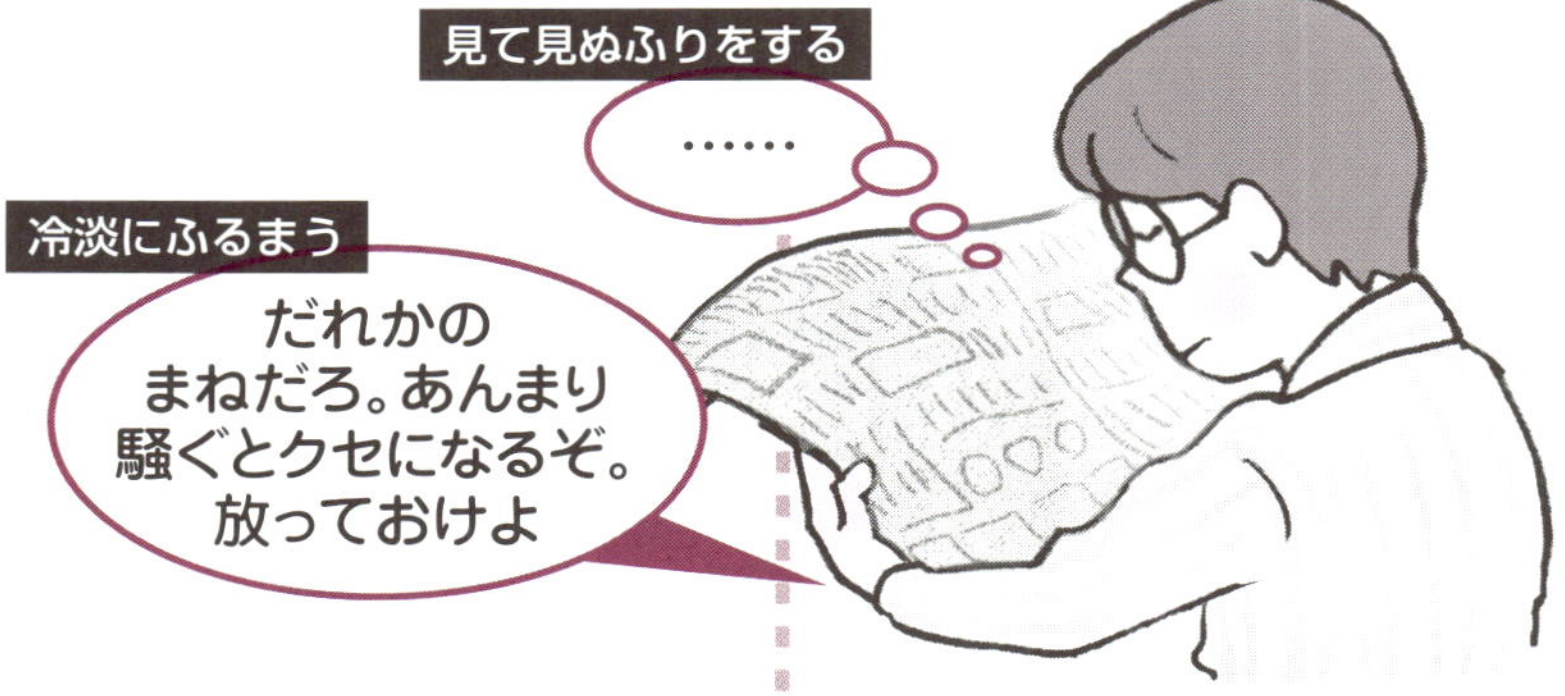
見て見ぬふりをする
……
冷淡にふるまう
だれかのまねだろ。あんまり騒ぐとクセになるぞ。放っておけよ

過剰な反応

まわりの人の感情的なふるまいに、本人は「困らせてしまう自分が悪い」と自責の念を強めてしまうこともあります。

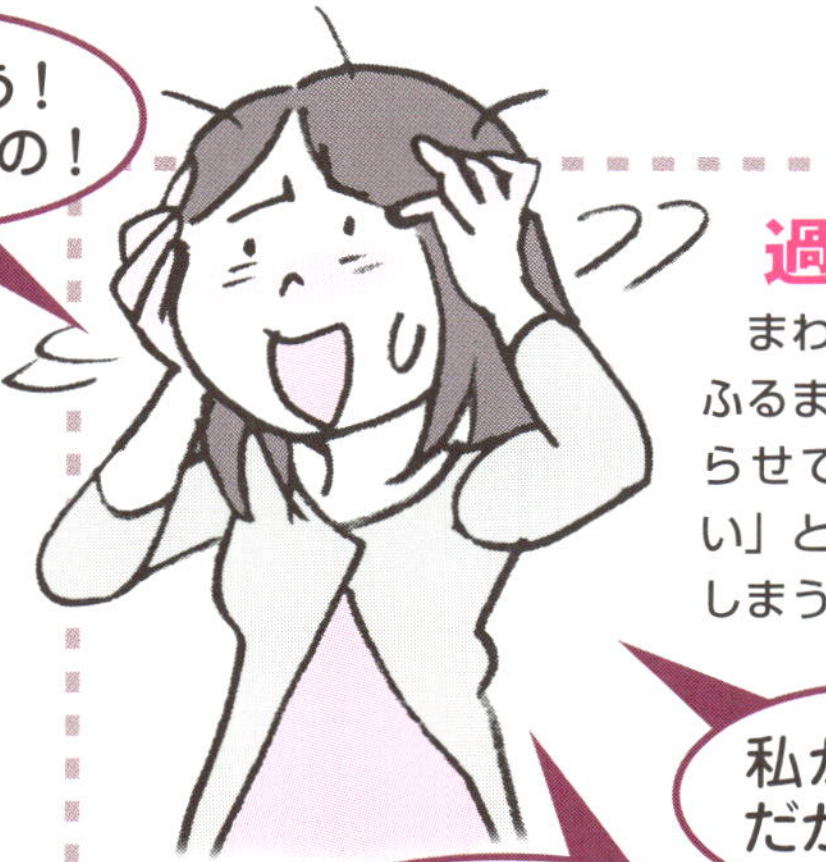
大騒ぎする
どうしよう！どうしてなの！
私がダメ親だから……
自分を責める
あの子が死んだら、私はもう生きていけない！
悲嘆に暮れる

過剰な反応も過小な反応も有害

自傷しているとわかったとき、周囲の人は本人が恐れていたよう

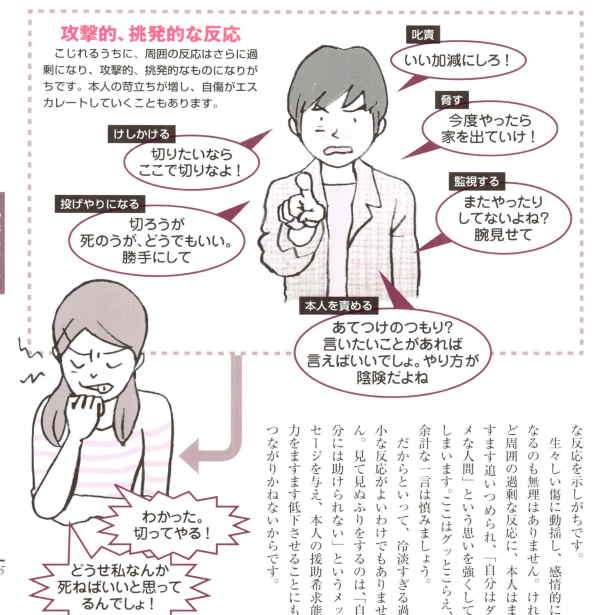

攻撃的、挑発的な反応

　こじれるうちに、周囲の反応はさらに過剰になり、攻撃的、挑発的なものになりがちです。本人の苛立ちが増し、自傷がエスカレートしていくこともあります。

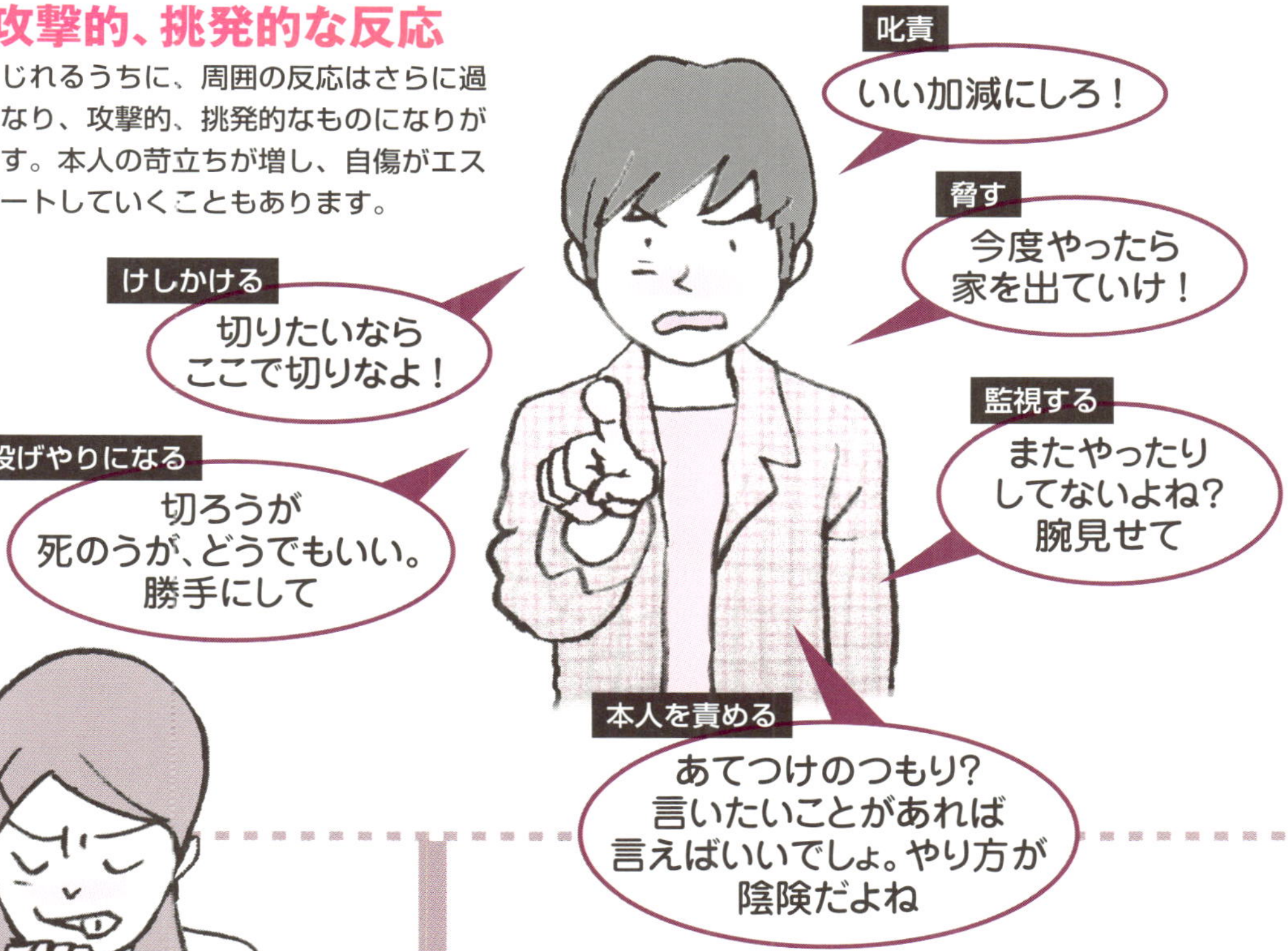

叱責
いい加減にしろ！
脅す
今度やったら家を出ていけ！
けしかける
切りたいならここで切りなよ！
監視する
またやったりしてないよね？腕見せて
投げやりになる
切ろうが死のうが、どうでもいい。勝手にして
本人を責める
あてつけのつもり？言いたいことがあれば言えばいいでしょ。やり方が陰険だよね

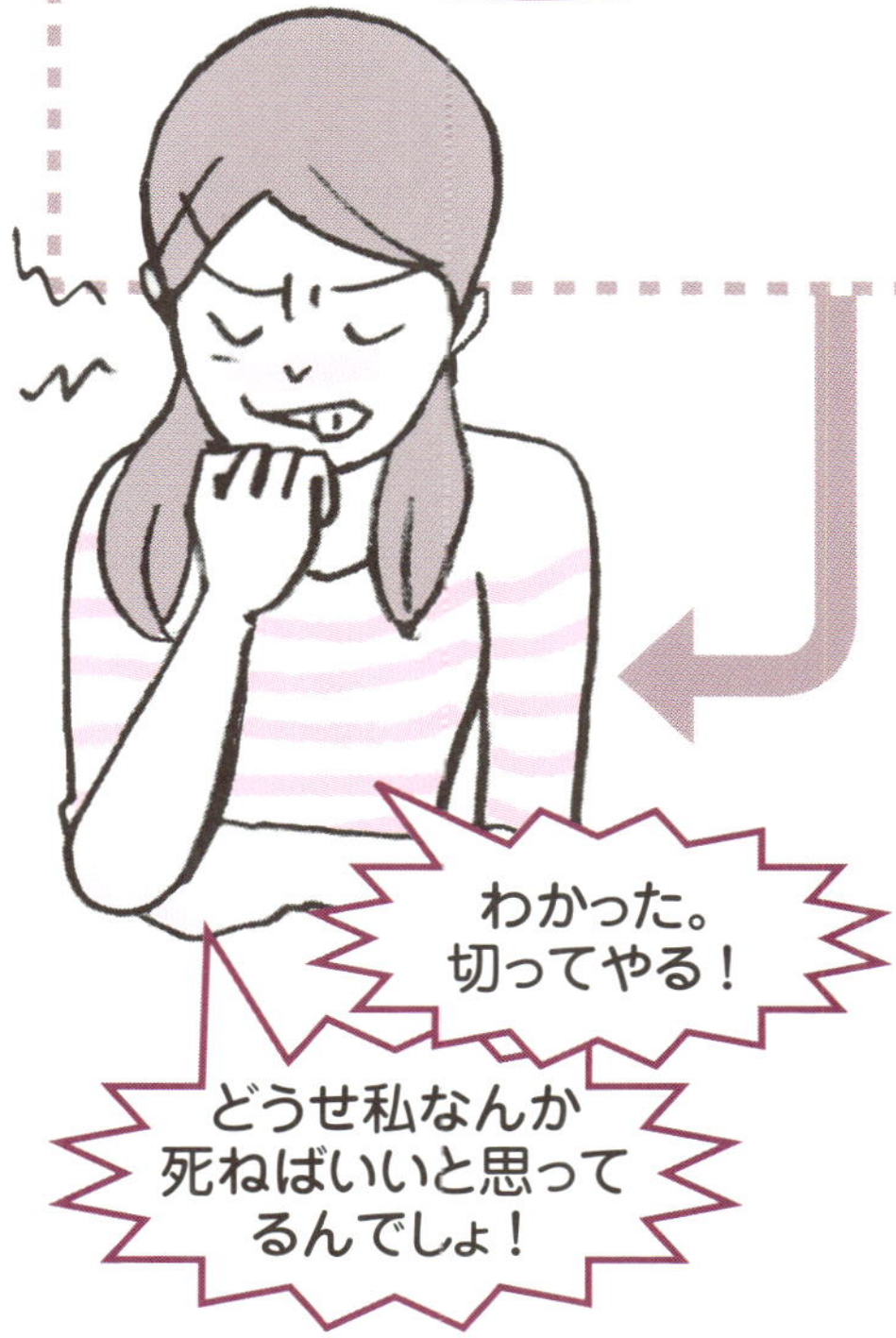

わかった。切ってやる！
どうせ私なんか死ねばいいと思ってるんでしょ！

な反応を示しがちです。

　生々しい傷に動揺し、感情的になるのも無理はありません。けれど周囲の過剰な反応に、本人はますます追いつめられ、「自分はダメな人間」という思いを強くしてしまいます。ここはグッとこらえ、余計な一言は慎みましょう。

　だからといって、冷淡すぎる過小な反応がよいわけでもありません。見て見ぬふりをするのは、「自分には助けられない」というメッセージを与え、本人の援助希求能力をますます低下させることにもつながりかねないからです。

正しく応えるレッスン②

行動の裏にある思いに耳を傾ける

「やめるべきこと」を改められたら、今度は「するべきこと」の実践を。行動の裏にある思いを聞き出すためには、自傷という行動を頭ごなしに否定しないことが大切です。

家族向け

支援者向け

本人が話しやすい状況をつくろう

自殺の危険性が高いと考えられる人への対応のしかたは、「TALK の原則」としてまとめられています。自傷がみられる場合も、この原則を頭に入れて接することで、本人の思いを引き出しやすくなります。

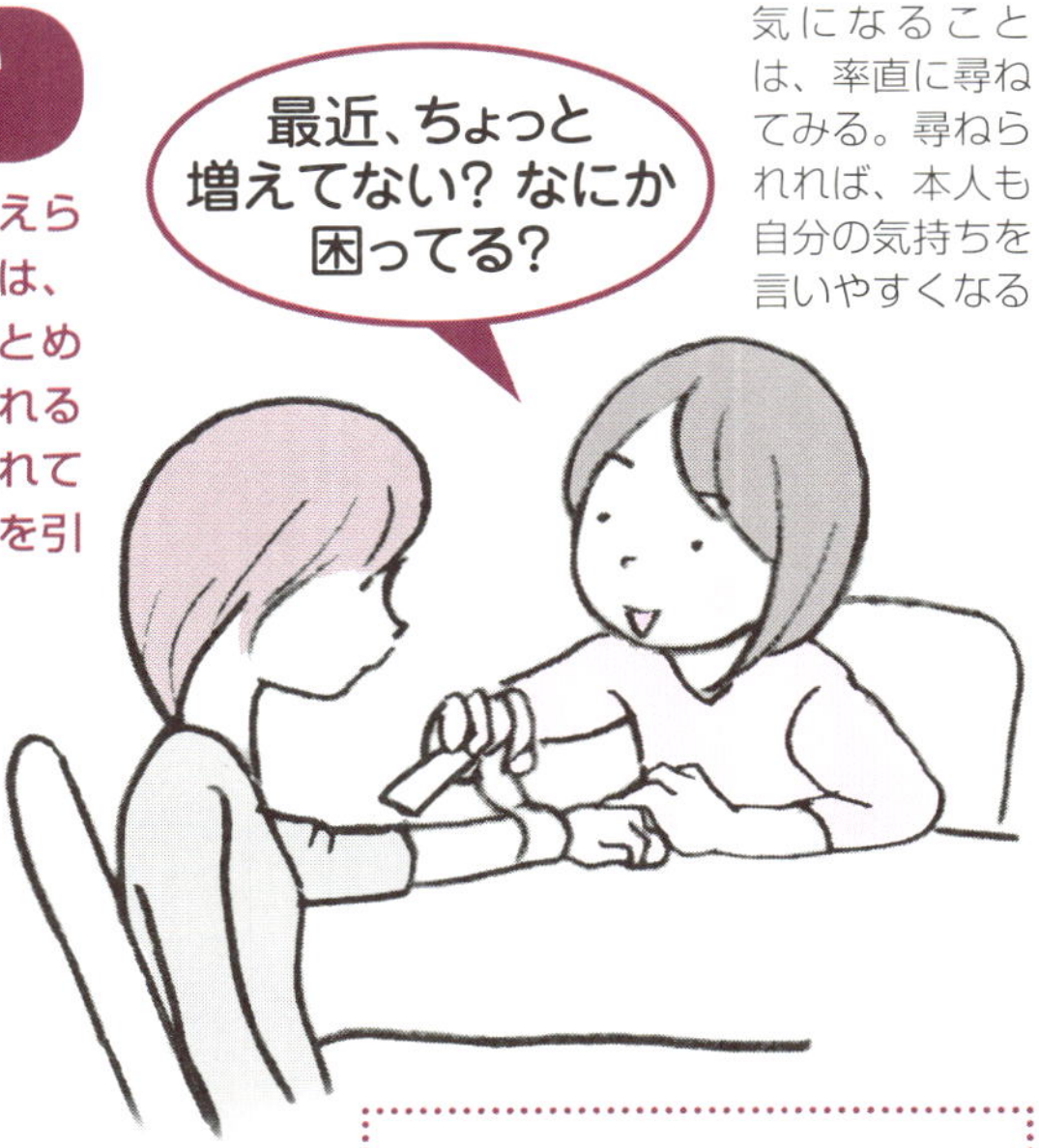
最近、ちょっと増えてない? なにか困ってる?

気になることは、率直に尋ねてみる。尋ねられれば、本人も自分の気持ちを言いやすくなる

Tell 話す
見て見ぬふりをせずに話し合う

Ask 尋ねる
なにか困っていないか、どんな思いでいるのか率直に聞いてみる

Listen 聞く
つらい気持ちを受け止め、聞き役にまわる

Keep Safe 守る
支え手を増やし、本人が安全に過ごせるように働きかけていく

無理な追及はしない

かかえている問題があまりに大きすぎると、なかなかうまく話せません。傷が癒えてきたら自然に話せるようにもなってきますので、あまり無理に聞き出そうとはしないようにしましょう。

自傷以外の心配な行動にも声かけを

自傷は減っても、ものに当たることが増えているようなら、ひそかにつらい感情に対処しようとしているのかもしれません。また、ピアスやタトゥーが増えている場合も要注意。ファッションというより、痛みを求めてのことかもしれません。

返答は肯定的に

話をしてみると、「なぜそんなことを……」と思うような発言もあるかもしれません。しかし、「ダメ」という前提から始めないことが肝心です。

切ってしまった

と傷を見せられたら

↓

よく教えてくれたね。
ありがとう

「なにやってるの！」と叱らず、傷を隠さなかったことを評価しましょう。

自傷が
やめられない

と言われたら

↓

そうやって、
つらいことを切り抜けて
きているのか。大変だったね。
そういうふうに言える
ようになったことは、
大きな進歩だよ

話せたことを肯定的に評価してください。

死にたい

消えたい

などと言われたとき

↓

それは苦しいね。
なにかあった？

「死んではいけない」などと説教されると、本当の気持ちは話しにくくなります。

切ってやる！

どうせ私なんて
死ねばいいと思って
るんでしょ

などと荒れているとき

↓

切る、切らないは
あなたが決めること。
でも、私はそれを望んで
いない。死ねばいいとも
思っていない

全面的に肯定はできない発言には、冷静な対応が必要です。「そうだ、勝手に死ね」などと挑発には乗らないこと。

頭ごなしに否定したら本音は聞き出しにくい

自傷をしてはいけない、「死にたい」なんて言うものじゃない……そんなふうに頭ごなしに否定されたら、本人は自分の気持ちを率直に語ることはできなくなってしまいます。

自傷や自殺がなぜいけないことなのか説得しようとしても、およそ本人の心には響かないでしょう。なんといっても、自傷にはそれなりの効能があります（↓16ページ）。それを否定されたり、「あなたが切ると私の心が痛い」などと、罪悪感を与えるようなことを言われたりしたら、たまったものではありません。

本人の気持ちや行動は否定せず、話せたことを評価していくことが大切です。

正しく応えるレッスン③

よりよい手段をいっしょに考える、提案する

自分を傷つけずに過ごすための提案は、「自傷はやめろ」というただの禁止とは違います。切ること、あるいは死ぬことが唯一の解決策ではないことを示していきましょう。

家族向け

支援者向け

話を聞くだけで終わらせない

まわりの人は本人のつらさを受け止めるだけでなく、つらさを減らすためにどうすればよいかをいっしょに考え、かかわり続けていきましょう。

本人の思いを聞いて受け止める（→ 56 ページ）

懸念を伝える

自傷が生きづらさとつきあう手段のひとつであることは認めつつ、自傷に頼り切ることの危険性は、はっきり伝えます。

切らずに過ごすための方法もあることを伝える

「切りたい」衝動がすぐに「切る」につながらないようにするための方法（→ 60 ～ 67 ページ）のほか、相談先（→ 42 ページ）なども伝えるとよいでしょう。

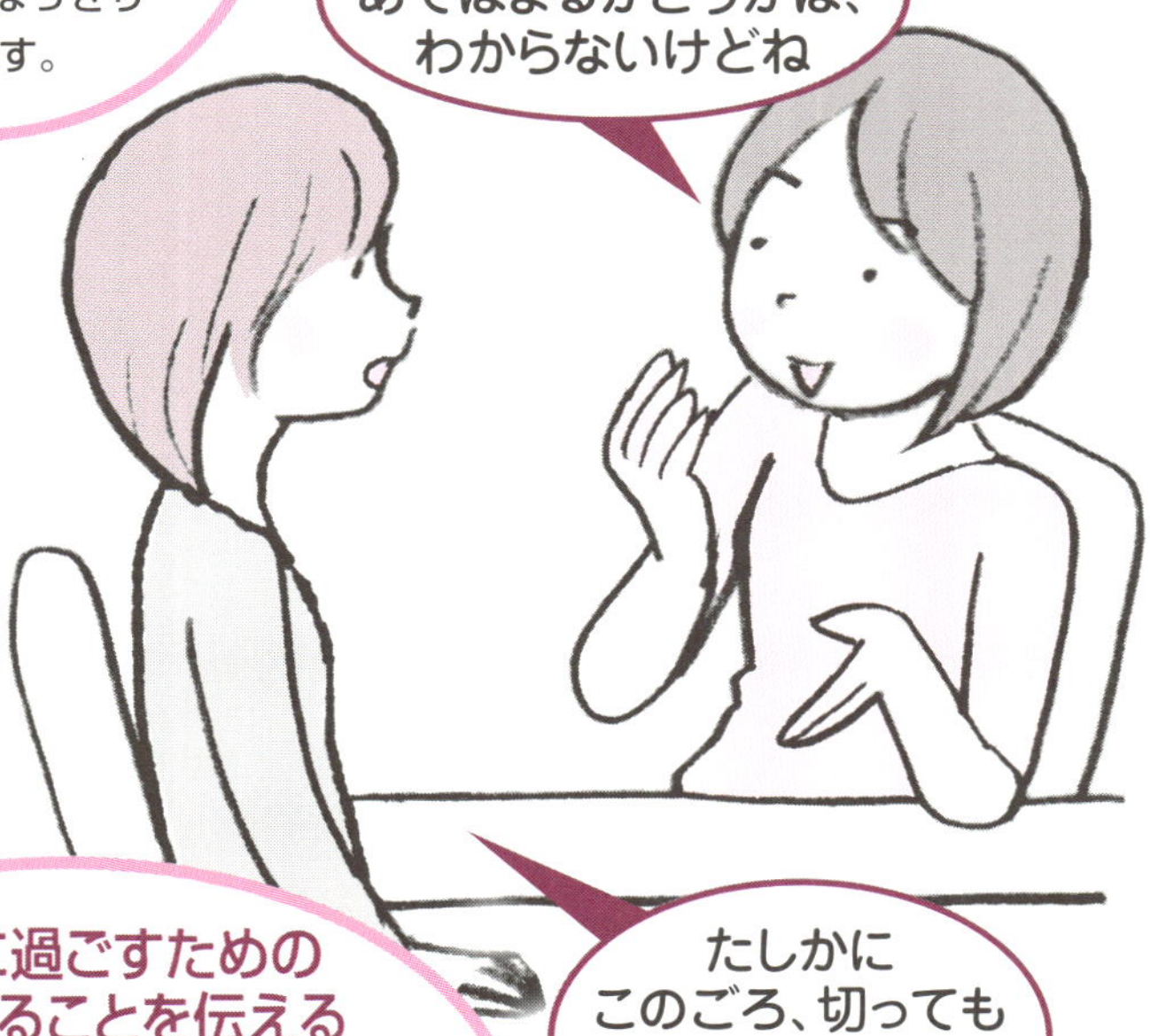
よくがんばってきたね
ただ、ずっと切っていると効き目が下がってしまうことが多いみたい
あなたにあてはまるかどうかは、わからないけどね
たしかにこのごろ、切ってもなんかスッキリしないんだよね

提案したいのはこんなこと

さまざまな取り組み方があることを知らせましょう。ただし、全部やらせようとしないこと。実行するのは本人が「これならやってみてもいいかな」と思うことだけで十分です。

自傷という行動を変えるための取り組み方を示す

行動を記録するようにすすめ、いっしょにつらくなる状況を見つけるのでも（→ 60 ページ）、「切る」に置き換え可能な行動の提案でもよいでしょう（→ 62 ～ 67 ページ）。

つながりを増やす手伝いをする

相談機関を紹介するだけでなく、仲良くできそうな人とひきあわせてみたり、本人が興味をもちそうな集まりに参加を促したりするのもよいでしょう。

「指図しすぎ」は悪化のもと

本人が提案を受け入れない場合、無理強いは禁物です。指図のしすぎは命令、支配関係をつくりだし、かえって本人の苦しさを増してしまうおそれもあります。

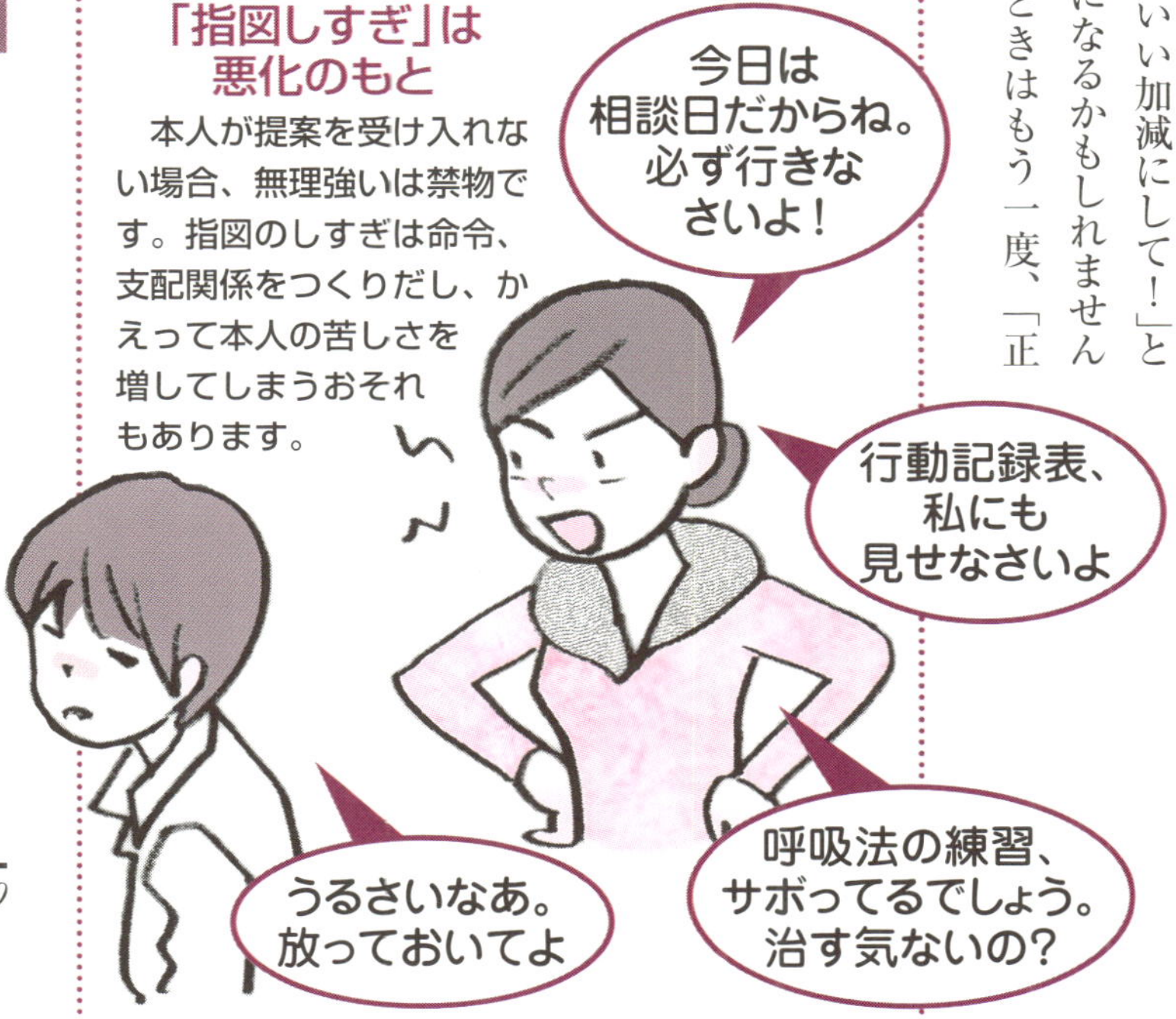
今日は相談日だからね。必ず行きなさいよ！
行動記録表、私にも見せなさいよ
呼吸法の練習、サボってるでしょう。治す気ないの？
うるさいなあ。放っておいてよ

大切なのはかかわり続けること

まわりの人が本人の思いを十分に理解したうえで、自分を傷つけずに生きていくための具体的な方法を提案していくのはよい支え方です。

ただ、そうした対応をしていても自傷がくり返されることはあります。「もう、いい加減にして！」という気持ちになるかもしれませんが、そんなときはもう一度、「正しく応えるレッスン①」から見直してみましょう。

なかなかうまくいかないように思えても、まわりの人がかかわり続けることで、本人の孤独感はやわらぎます。それにより生きづらさが減れば、「傷つけなくてもやっていける日」が増えていくことも期待できます。

すぐに切らないためのレッスン①

記録をつけて行動パターンを知る

自傷せずに過ごせるようにしていくために、まずはふだんの過ごし方、自傷が起きやすい状況などをきちんと把握しておきましょう。記憶に頼らず、記録しておくことが大切です。

本人向け

こまめな記録で引き金を明らかにする

自傷をくり返している人も、四六時中、切りたくてたまらないわけではありません。切らずにはいられない気持ちになるのは、なにかしらのきっかけがあります。しかし、自傷が習慣化するうちに、引き金となる出来事がなんだったのか、自分でもはっきりしなくなることが少なくありません。

そこで必要なのが行動の記録です。自分の行動を逐一覚えているのはむずかしいもの。いつ、どこで、だれとなにをしていたか、こまめに記録しておくことで自傷が起きやすくなる状況がはっきりしてきます。

記録が教えてくれること

「なんとなくイライラして切ってしまう」という人も多いのですが、自傷が起きやすい状況には一定の傾向がみられます。記録するのは本人ですが、記録の分析は信頼できる支援者といっしょに取り組むとよいでしょう。

見えにくい引き金の同定

自傷したくなったり自傷してしまったりする前に、なにがあったか

安全に過ごせる時間

自傷しようと思わず、実際、自傷することもないのはどんなときか

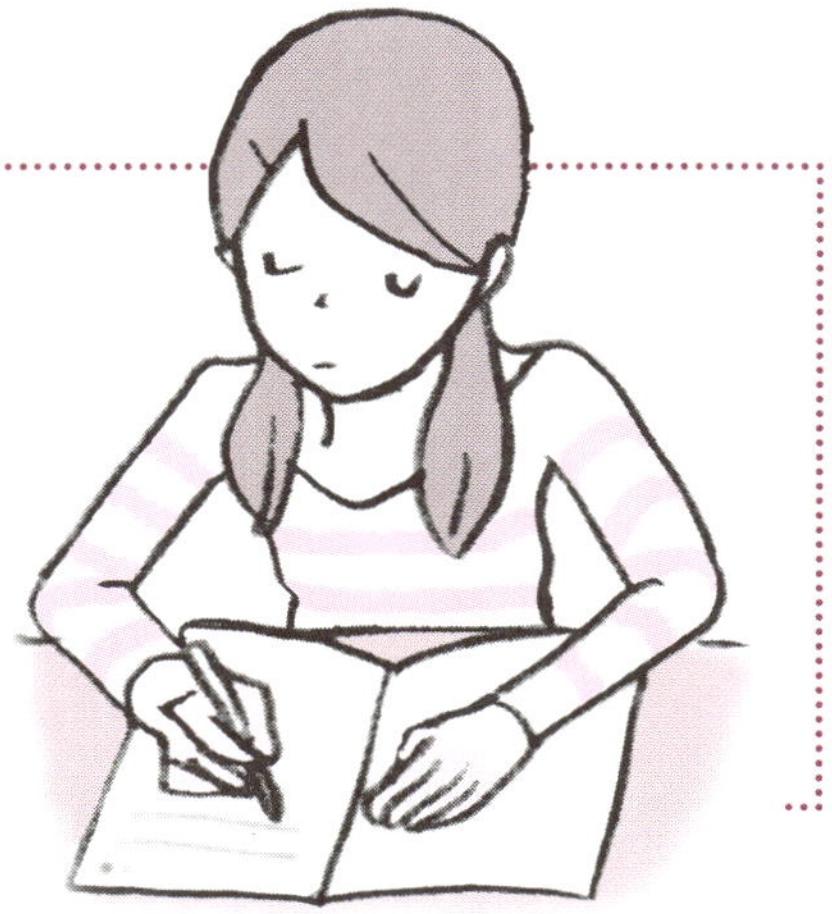

記録用紙はなんでもよい

精神科で治療を受ける場合には所定の用紙が渡されることもありますが、個人的に取り組むなら、左記の例を参考に、ノートやスケジュール帳を利用して記録すればよいでしょう。

日記がわりに数週間、続けてみよう

行動記録表の実際

数日分まとめて書こうとすると大雑把な記憶に頼ることになり、本当の引き金を見落としてしまうこともあります。次の行動に移るタイミングで、あるいは食後と就寝前に書き込むなど、ルールを決めてこまめに記録するようにします。

なにをしていたか？（→行動）

だれと過ごしていたか？（→状況）

自分を大切にしない行動に関する記録（→自傷）

■自傷した　△自傷したくなった　×暴力をふるった　□飲酒　●嘔吐　◎置換スキルで回避　○呼吸法の練習

	3月 4日（日）			3月 5日（月）			3月 6日（火）		
	行動	状況	自傷	行動	状況	自傷	行動	状況	自傷
5							起床		○
6				起床			勉強	ひとり	
7				食事	家族		食事	母親	
8				登校			登校		
9				学校			学校		
10	起床		○	↓			↓		
11	食事	家族		↓			↓		
12	音楽	ひとり		↓			↓		
13	片づけ	ひとり		↓			↓		
14	買い物	友人		↓			↓		
15	↓			↓			↓		
16	↓			部活	部員		デート	彼氏	
17	↓			↓			↓		
18	帰宅			下校	友人		↓		
19	食事	家族		食事	母親		食事	彼氏	□
20	勉強	ひとり		音楽	ひとり		↓		
21	↓			勉強	ひとり	△	帰宅		
22	入浴	ひとり		入浴	ひとり	◎	口論	母親	×／●
23	電話	彼氏	△	SNS	彼氏	△	SNS	友人	△
24	SNS	友人	△	ぼんやり	ひとり	■	ゲーム	ひとり	△
1	ぼんやり	ひとり	◎	就寝			入浴	ひとり	■
2	就寝						就寝		
3									
4									

すぐに切らないためのレッスン②

二段階の取り組みで魔の時間をやり過ごす

行動の記録を数週間続けていると、自傷したくなったり、実際に自傷してしまったりしやすい「魔の時間」の存在が見えてくるはず。ここをどう乗り切るかを考えていきます。

本人向け

魔の時間への備え方

不意に起きてくる「切るしかない！」という衝動にはなかなかあらがえません。けれど、どんなときに切りたくなるほどの不快感が生じやすいのかわかっていれば、備えることもできます。

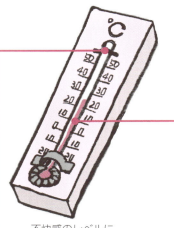

不快感のレベルに合わせて対処する

STEP 1 不快感を高めない

できるだけ「切らないパターン」を再現する

行動記録表から読み取れる「安全に過ごせる時間」を増やすこと、引き金になりやすい行動や状況を避けることで、不快感の高まりを防ぎます。

暇なときは図書館やカフェに行く

料理やお菓子をつくる

絵を描いたり、文章を書いたりする

散歩に出かける

音楽を聴いたり、楽器を演奏したりする

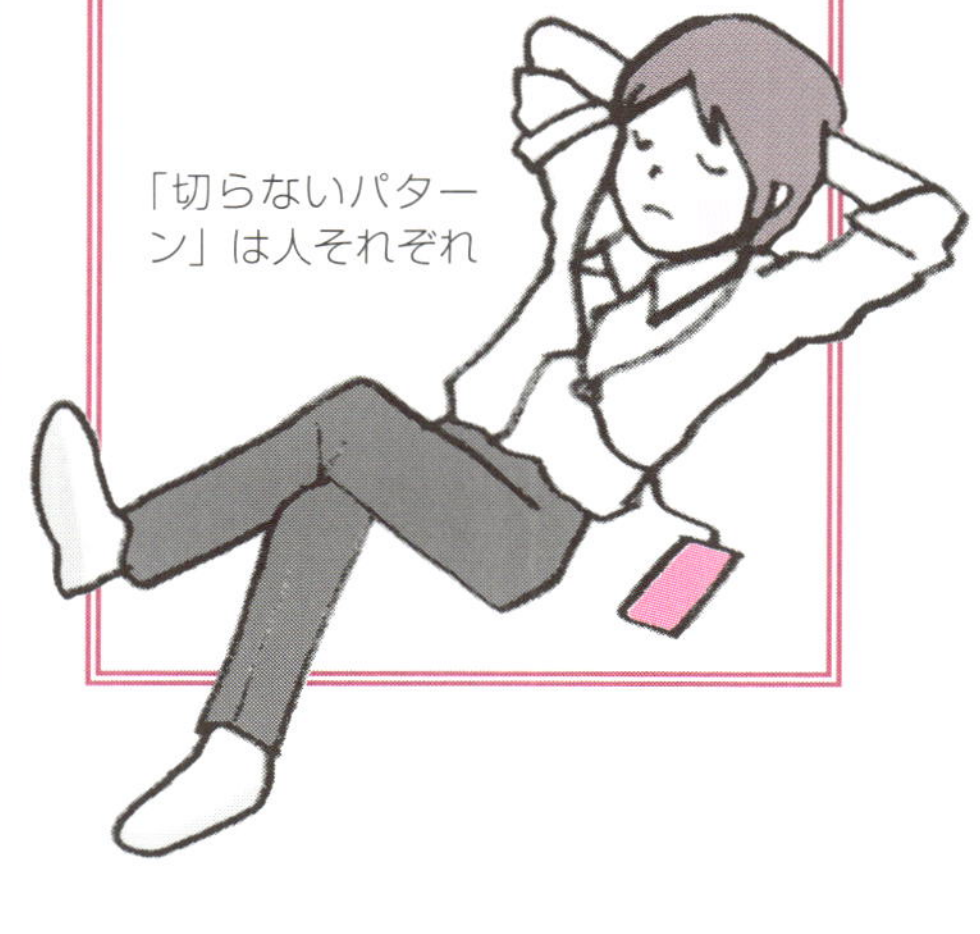

「切らないパターン」は人それぞれ

STEP 2 高まった不快感をそらす

切りたい衝動を別の行動に置き換える

不快感のレベルが高まってきたら、そのままにしないこと。自分を傷つけるかわりに、より安全な置換スキル（→64ページ）を用いて不快感に対処します。

失敗しても落ち込まない

習慣になっているものをやめるのは、そう簡単なことではありません。切りたい衝動をうまくそらせることができないときがあっても、備え続けていきましょう。

変化を正しく評価する

自傷してしまったからといって、「なにをやってもダメだ」などと落ち込まず、これまでとの違いに目を向けてみましょう。放っておけば自傷はエスカレートしていきやすいもの。これまでと変わらないという場合でも、対策の効果がないとはいえません。

自傷の回数が減った

切りたい衝動から実行に移すまでの時間が延びた

軽く傷つけるだけですむようになった

切ったが、傷の手当てをした

正直に記録する

治療の一環として記録をつけている場合などは、自傷したこと、したくなったことを隠しておきたい気持ちになることも。しかし、ここは正直に記録しておきましょう。自分の気持ちに向き合い、隠さずに人に伝えられるようになるのは大きな進歩です。記録を見て叱責するような医師、支援者からは離れたほうがよいでしょう。

対応策の見直しが必要なことも

好んで使っている置換スキルが適切なものではないのかも（→65ページ）。その場合、より安全な方法に変えることが必要です。

行動の記録から自分なりの法則を見つける

自傷は、基本的にはひとりきりの状態でおこなわれるもの。だからといって、つねにだれかといっしょにいるわけにもいきません。ひとりでいても、なにか好きなことをしているときは不快感が起きにくいなど、行動の記録から自分なりの法則を見出し、安全な時間を増やしていきましょう。

ただ、自傷したい気持ちが生じるのを完全に防ぐことはむずかしいもの。たとえば、音楽を聴いている間は不快感が生じにくいという人も、いつも音楽が役立つとはかぎりません。ときには怒りや悲しみが増幅してしまうこともあります。高まった不快感をそらせるために、置換スキルも試してみましょう（↓65ページ）。

すぐに切らないためのレッスン③

自傷に置き換え可能な方法を学ぶ

「とにかく切りたい」という衝動を回避するために、各種の置換スキルを試してみましょう。置換スキルを習得すれば、自傷以外の方法で衝動に対処できることも増えていきます。

本人向け

スキルは2つに大別される

自分を傷つけたい衝動にかられたとき、自傷という行為ではない、別の行為に置き換える方法を置換スキルといいます。

切りたい
衝動をもたらす
不快感

不快感そのものを減らす

練習が必要

鎮静的な置換スキル

刺激で気持ちをそらすのではなく、不快な感情そのものを鎮める方法（→ 66 ページ）。呼吸法が中心です。効果を得るには毎日の練習が必要です。

別の方法で逃がす

すぐにできる

刺激的な置換スキル

体の痛み以外の刺激で、高まった不快感を逃がす方法。やり方さえ覚えておけば練習は不要です。

どちらかではなく、どちらも必要。初めのうちは刺激的な置換スキルで、呼吸法を習得できれば主に鎮静的な置換スキルで、自傷へのつながりを防ごう

自傷より安全な刺激で不快感を逃がす

自傷は、圧倒的な不快感の高まりを体の痛みという刺激で逃がし、気分を変える行為です。刺激的な置換スキルは、自傷にくらべてはるかに安全ではありますが、「刺激によって気分を変える」というしくみ自体は自傷と共通します。くり返すうちに効果が弱まり、さらに強い刺激を求めたくなっていくおそれもあります。

ですから、より根本的な対処法として、不快感そのものを鎮める鎮静的な置換スキル＝呼吸法の練習もしておきましょう。鎮静的な置換スキルをうまく使えるようになれば、刺激的な置換スキルの出番は減っていきます。

より安全な刺激で気分を変える

刺激的な置換スキルは即効性がありますが、何度もくり返し用いているうちにエスカレートしていくおそれがあります。不快な感情そのものに対処できるようになるまでの一時的な対処法ととらえましょう。

▼刺激的な置換スキルの例

サインペンで赤く跡をつける
赤い色は傷の象徴。「血を見るとホッとする」という人には有効なことも

氷や保冷剤を強く握りしめる
冷たいという感覚が極まると、痛みの感覚と区別がつかなくなる。体を傷つけることなく強い刺激を得られる

強い香りをかぐ
香水など、刺激の強い匂いで気持ちの切り替えをはかる

要らない紙をビリビリ破く
刃物は使わないこと。攻撃的な行動でもあるので乱用しない

輪ゴムでパッチン！
切るかわりに、手首に巻いた輪ゴムで皮膚を弾く。痛むが皮膚は傷つかない

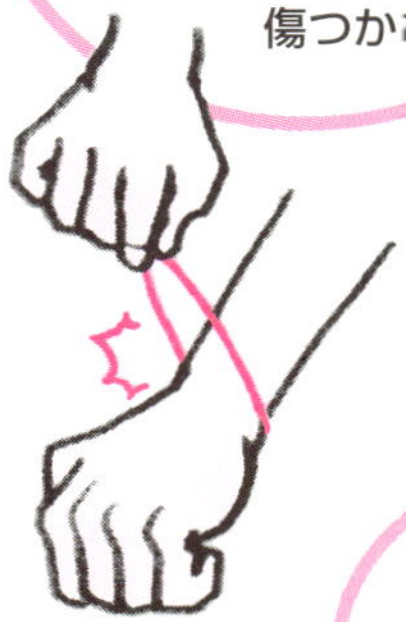

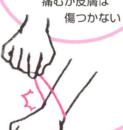

大声で歌う・叫ぶ
聴くだけでなくいっしょに大きな声で歌ってみる。環境が許せば大声で叫んでみてもよい

体を動かす
腹筋運動や腕立て伏せ、スクワットなどの筋トレ、あるいはランニングを始めてみる

攻撃的な行動はかえって危険なことも

自分を傷つけたい衝動を、外の対象に向けた攻撃的な行動に置き換えるのは、あまりよい置換スキルとはいえません。精神的な興奮をもたらし、かえって自傷衝動を高めてしまうおそれもあるからです。

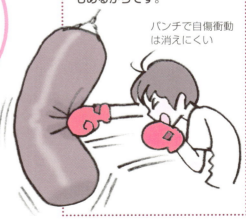

パンチで自傷衝動は消えにくい

すぐに切らないためのレッスン④

不快な感情を鎮めるための練習を始める

刺激的な置換スキルで急場をしのぐだけでなく、呼吸法のような鎮静的な置換スキルの練習も始めましょう。いざというときに役立てるには、日々の練習が必要です。

本人向け

練習を積めば確実に効果あり

心の平穏を保つための方法が鎮静的な置換スキル。日頃から練習しておけば、不快感の高まりを鎮め、自傷を回避する有効な手段になります。

呼吸法
（マインドフルネス呼吸法）

吐く息、吸う息に意識を集中させながら、深く、ゆっくり呼吸をくり返し、余計な考えを追い払う方法。マインドフルネスの境地に達することを目指す（→ 74 ページ）

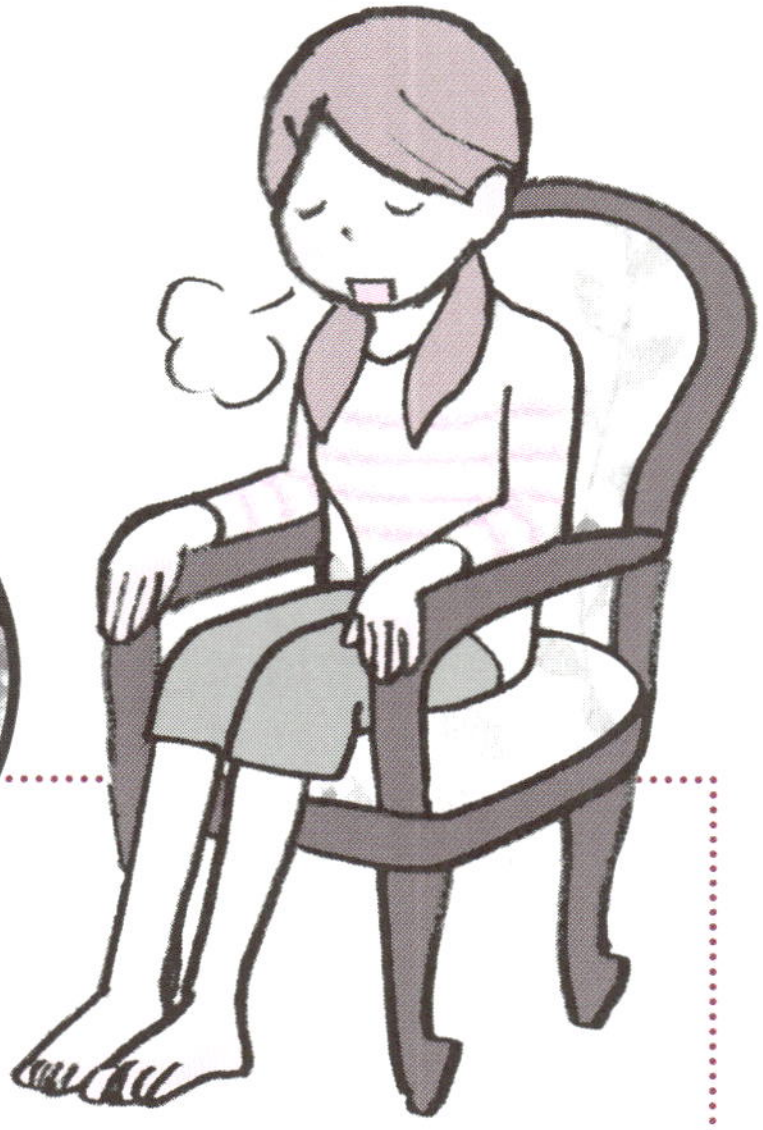

イメージ法

雄大な自然の情景を思い浮かべ、その中に自分が存在していることを想像する。自然につつまれるとイメージしながら、呼吸をくり返してもよい

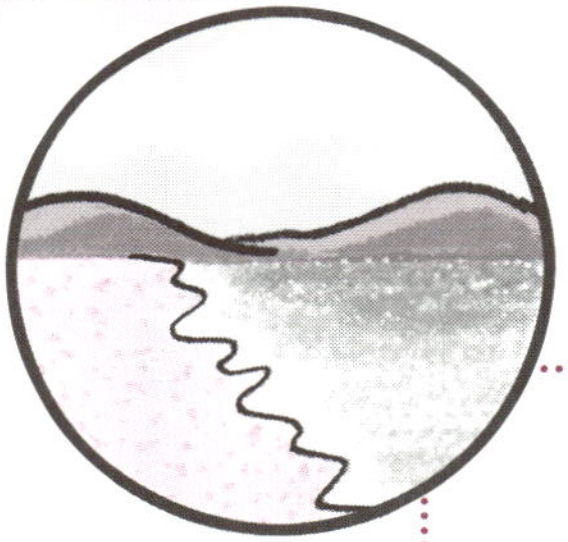

呼吸法の取り組み方は 76 ページ参照

「全然、効かない」とあきらめない

鎮静的な置換スキルを用いて不快な感情を鎮めるには、平常時に練習を積み、「マインドフルネス＝雑念にとらわれない状態」とはどんなものか体得しておくことが必要です。

数回の練習で効果が実感できなくてもそこであきらめず、練習を続けてみましょう。

医療現場でも活用されている方法

怒り、緊張、不安など、苦痛をもたらす不快な感情そのものが鎮まれば、切りたい衝動が高まることもありません。不快な感情そのものを鎮めることを目的にした鎮静的な置換スキルは、より根源的な対処法といえます。

置換スキルの中心となる呼吸法やイメージ法は、医療現場でも活用されているもの。その有効性はお墨付きです。

ただし、習熟できていないまま切りたい衝動でいっぱいのときに試しても役に立たないばかりか、過呼吸の状態に陥ってしまうおそれすらあります。刺激的な置換スキルや、補助的なスキルも活用しながら、練習を続けることが大切です。

補助的なスキルも役立てよう

いやな気持ちで押しつぶされそうなとき、不快な気持ちを紛らわせる自分なりの方法を補助的スキルとして試してみましょう。

切るかわりに書いてみる

切りたくなったときの気持ち、切りたい衝動のまま切った場合の一部始終を、ノートに書き込んでみる

自分だけの「お守り」を用意する

自分が好きな言葉を書いたメモなどを見返してみる

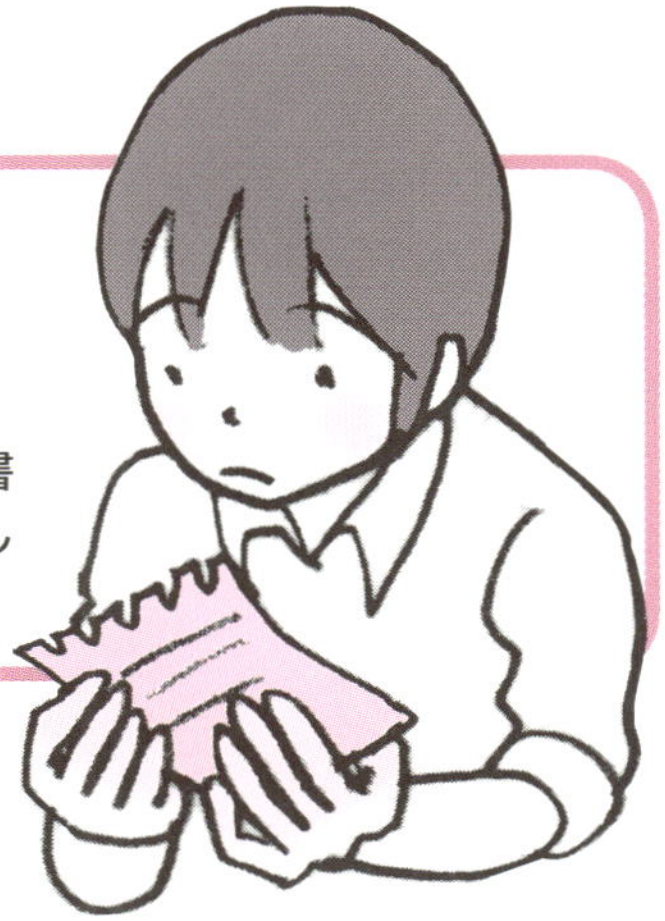

その他

行動記録表から読み取れる「安全な時間にしていること」も補助的スキルとして活用できる（→62ページ）

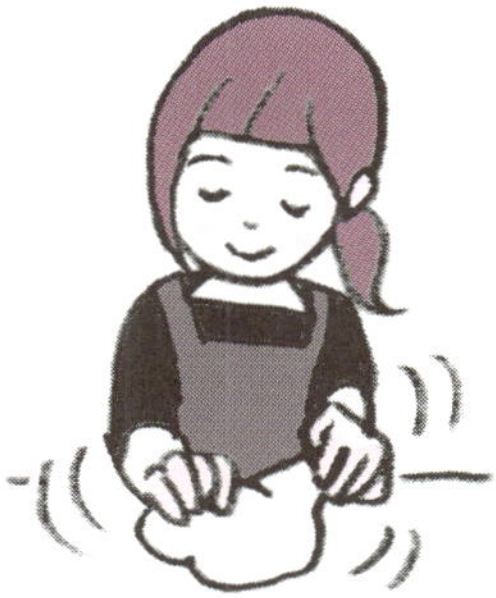

「だれかに話す」のも選択肢のひとつ

不快な感情でいっぱいのとき、「つらくてたまらない」「切ってしまうかもしれない」と話すだけでも苦痛はやわらぎ、自傷を回避できることもあります。

ただし、話す相手の反応によってはかえってつらさが増してしまうことも。よくも悪くも人頼みの方法です。

注意しておきたいこと

- ●感情的な対応をする人には話さない
- ●相手の事情もある。いつも応えてくれるとはかぎらない
- ●頼り切ると相手も疲れてしまう

COLUMN

「がんばりすぎ」は反動をまねきやすい

調子がよいときこそ少しだけブレーキを

　自分を傷つけることでつらい状態を回避しようとする人は、概して他人への信頼感が低めです。頼りになるのは自分だけ。本当はつらくても、そのつらさにふたをしてがんばり続けてしまいます。調子がよいときに百パーセント以上の力でがんばってみては、その反動でエネルギー切れを起こして調子が悪くなる、といったことをくり返してしまう人も少なくありません。

　だからこそ、注意したいのは調子がよいときの過ごし方です。勉強にせよ仕事にせよ、調子がよいときには少しブレーキをかけてみましょう。そうすれば反動は小さくなり、極端な落ち込みを避けられる可能性もあるからです。

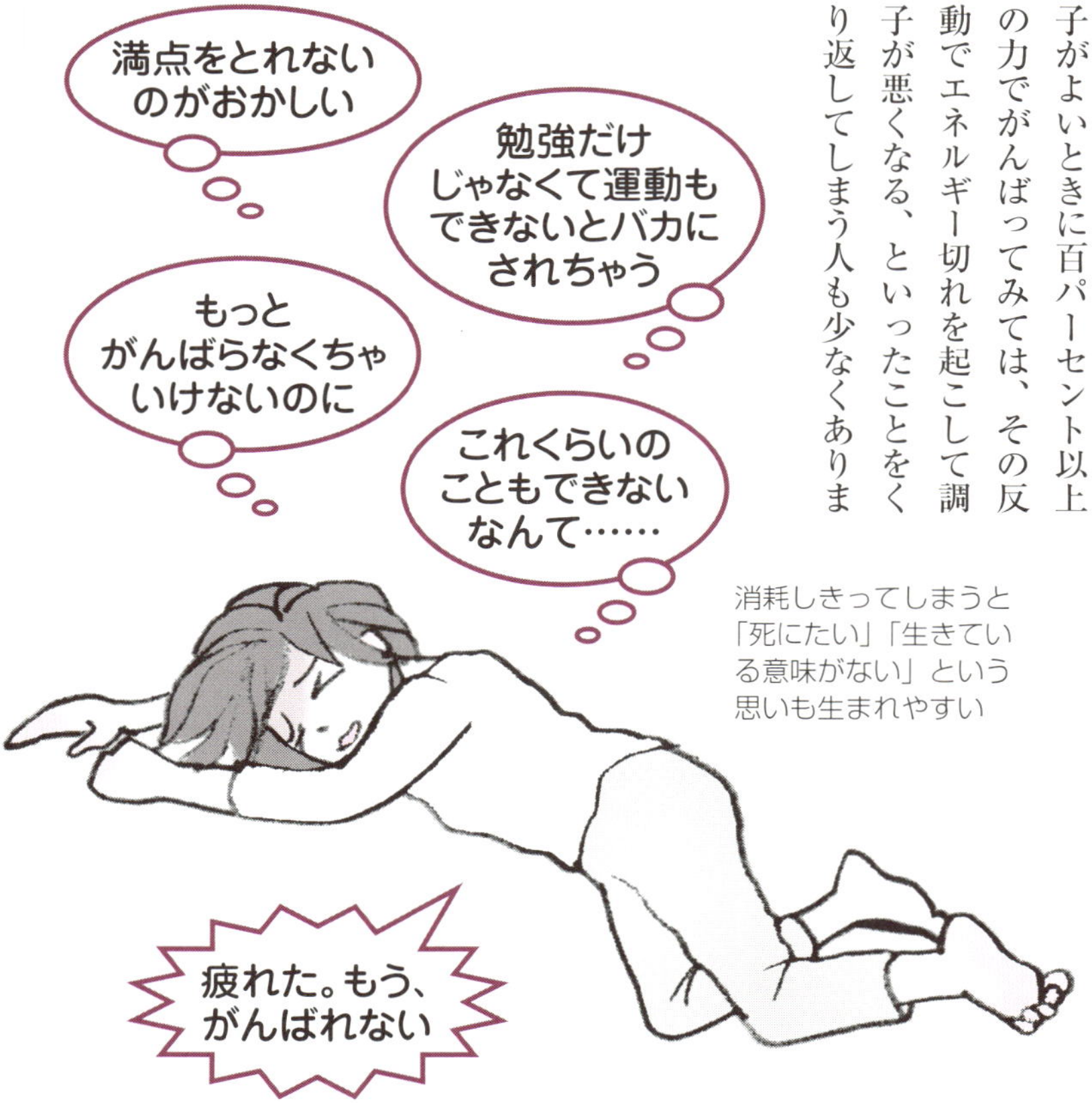
満点をとれないのがおかしい
勉強だけじゃなくて運動もできないとバカにされちゃう
もっとがんばらなくちゃいけないのに
これくらいのこともできないなんて……
疲れた。もう、がんばれない

消耗しきってしまうと「死にたい」「生きている意味がない」という思いも生まれやすい

第4章

不快な感情とのつきあい方

本当に必要なのは、心の苦しみを減らしていくこと。
いやでいやでたまらない、不快な感情をどう扱っていくかです。
自傷したいほどのつらさをかかえている人はもちろん、
支える立場にある人もまた、自分の中の怒りや緊張と
うまくつきあえるように、取り組んでみるとよいでしょう。

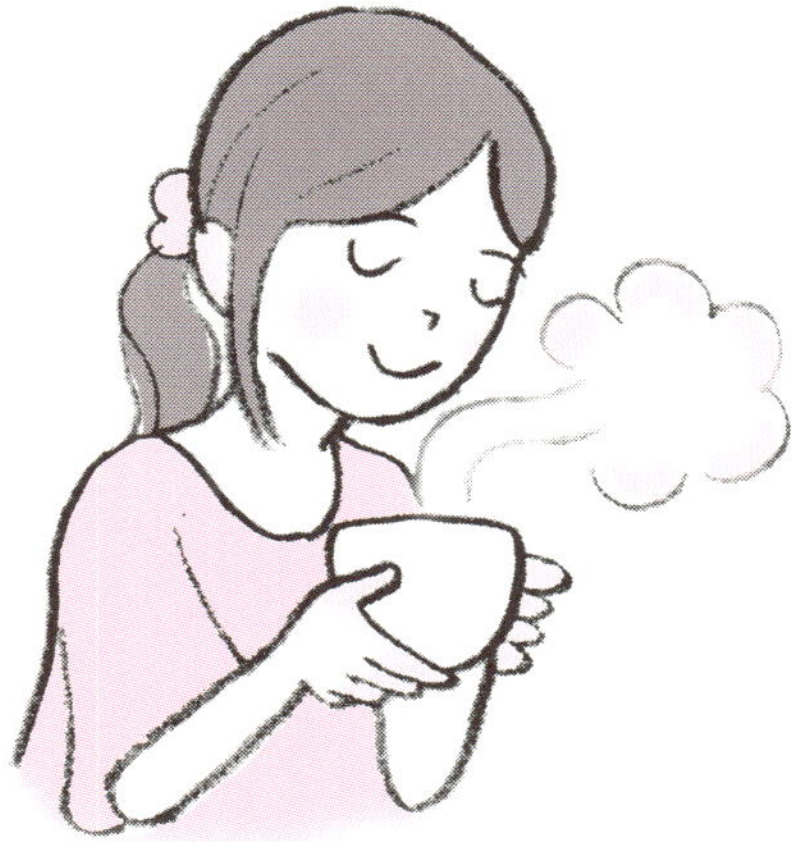

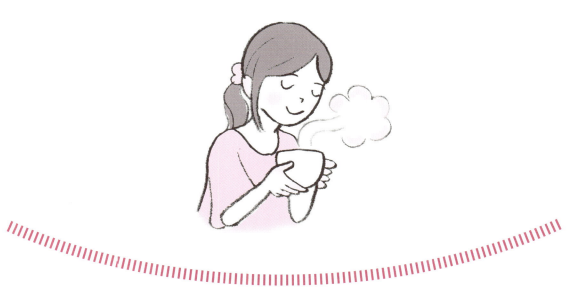

気持ちのしくみ①

つらすぎる思いは、心の底にしまわれている

怒りや恐怖、不安、悲しみなどのネガティブな感情は不快なものですが、通常は長くとどまり続けるものではありません。けれど、しまい込んでしまえば簡単には消えなくなります。

ネガティブな感情の使い道

ネガティブな感情は、危険なものや望ましくない状態を回避するために生じるもの。本来は「悪いもの」ではありません。

ほどほどなら、よりよく生きるために役立つ

不快なものだからこそ、「このままではダメ」と気づき、よりよい状態に向けて行動する（あるいは行動を止める）原動力ともなります。

たとえ行動の変化に結びつかなくても、放っておけばしだいに弱まり、消えていきます。

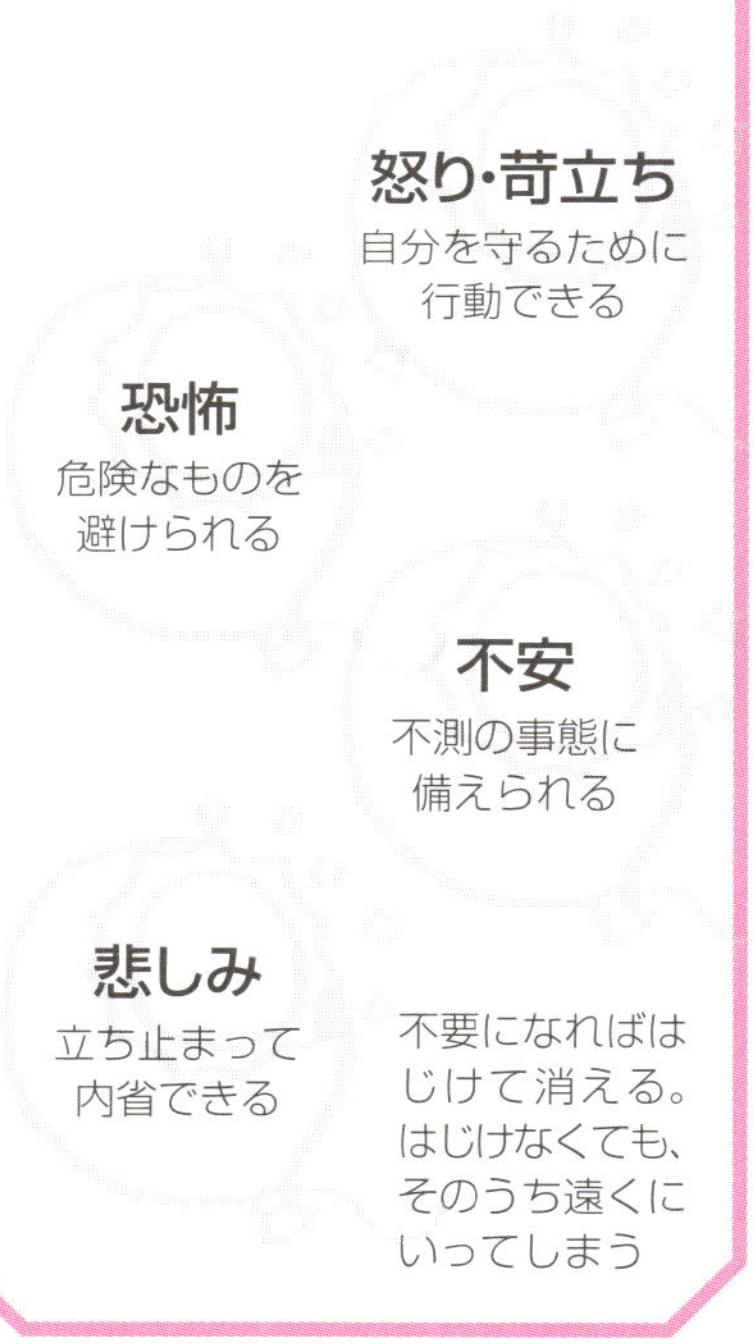

怒り・苛立ち
自分を守るために行動できる
恐怖
危険なものを避けられる
不安
不測の事態に備えられる
悲しみ
立ち止まって内省できる
不要になればはじけて消える。はじけなくても、そのうち遠くにいってしまう

規格外のサイズは使い切れない

あまりに大きすぎるネガティブな感情は役立てることができず、心の底にしまい込まれてしまいます。一つひとつは小さなものでも、次から次へと生じてくる場合も同様です。

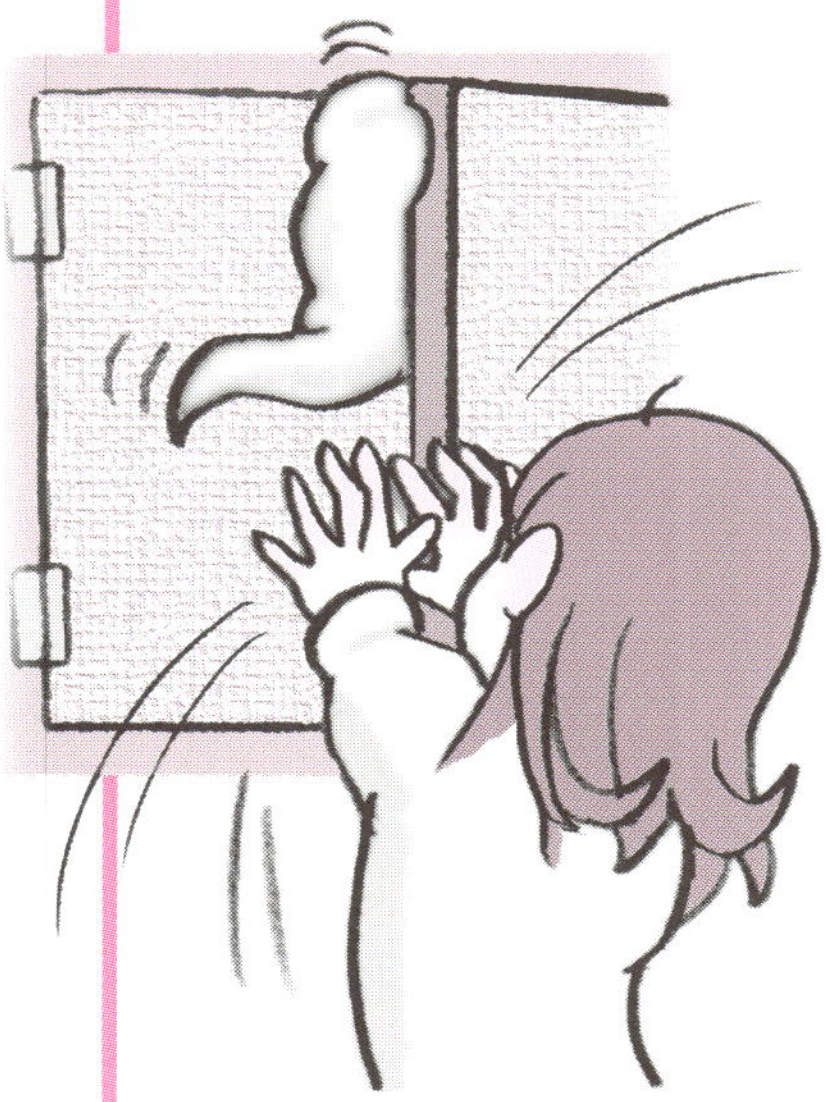

無意識のうちにしまい込んでいることもあれば、意識的に押し込めようとすることもある

トラウマとフラッシュバックのしくみ

自傷をくり返す人は、なんらかのトラウマをかかえていることが少なくありません。ふとしたことで、つらい感情や記憶がよみがえってしまうと、自傷が起きやすくなります。

過去に経験した過酷な出来事
身体的な虐待や性的な暴行など

トラウマ（心的外傷）
強い恐怖感や怒り、無力感などを伴う心の傷

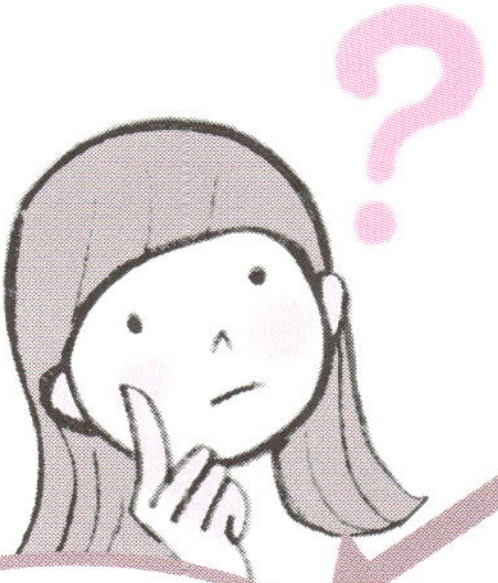

しまい込んだことは忘れてしまっていることもある

しまい込まれる
つらい思いや、それを引き起こした体験の記憶はしまい込まれる

トリガー（引き金）
過去の体験を思い出させるような直近の出来事によって、ふたが開いてしまう

フラッシュバック
忘れていた感情や記憶がよみがえり、襲いかかってくる

「切る」という行為で、つらい気持ちと記憶を切り離そうとしたり、つらさに耐えきれず陥った無感覚な状態から現実感を取り戻すために、無意識のうちに切ってしまったりする

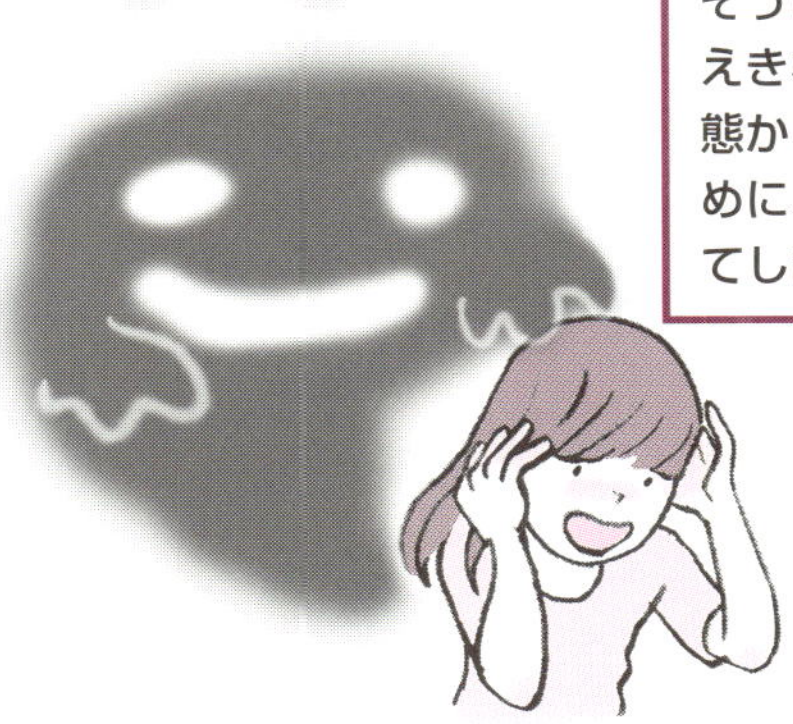

しまい込んだ感情は保存されている

自分を傷つけずにはいられない、あるいは死にたくなるほどつらい気持ちは、心の底にしまい込まれたネガティブな感情が大きければ大きいほど、生じやすくなります。

心の底に不快な感情や、もとになった体験の記憶を押し込め、ふたをしてしまえば、ふだんは忘れていられます。けれど、しまい込んだ感情や記憶は、そのまま保存されています。そしてなにかの拍子でふたが開くと、ネガティブな感情がふきだすように襲いかかってくるのです。

気持ちのしくみ②

感情は流れていく。そこに気づきたい

他人の言動や自分が置かれている状況に対して、ネガティブな感情が生じるのは自然な反応です。それが耐えきれないほどふくらんでいくしくみを確認しておきましょう。

余計な考えが苦痛を増やす

いやなことがあれば、いやな気持ちになるのは当然です。けれど、どんなにつらくても、自然に発生した感情は、そのままにしておけば流れ去っていくものです。

いやな気持ちがふくれあがっていくのは、あれこれ余計なことを考えてしまうから。硬直化した思考パターンは、「つらい気持ちを解き放つには切るしかない」などという対処法にも、結びつきやすくなってしまいます。

現実の出来事

自分が望んでいないこと、期待外れのことなど

- メールの返信が遅い
- ドタキャンされた

など

↓

自然な反応

好ましくない出来事に対して自然にわき起こるネガティブな感情や、とっさの行動、身体的な反応など

- イライラする
- 悲しい
- がっかりした

など

↓

長続きせずに消えていく

感じるままにしておけばネガティブな感情は鎮まっていく

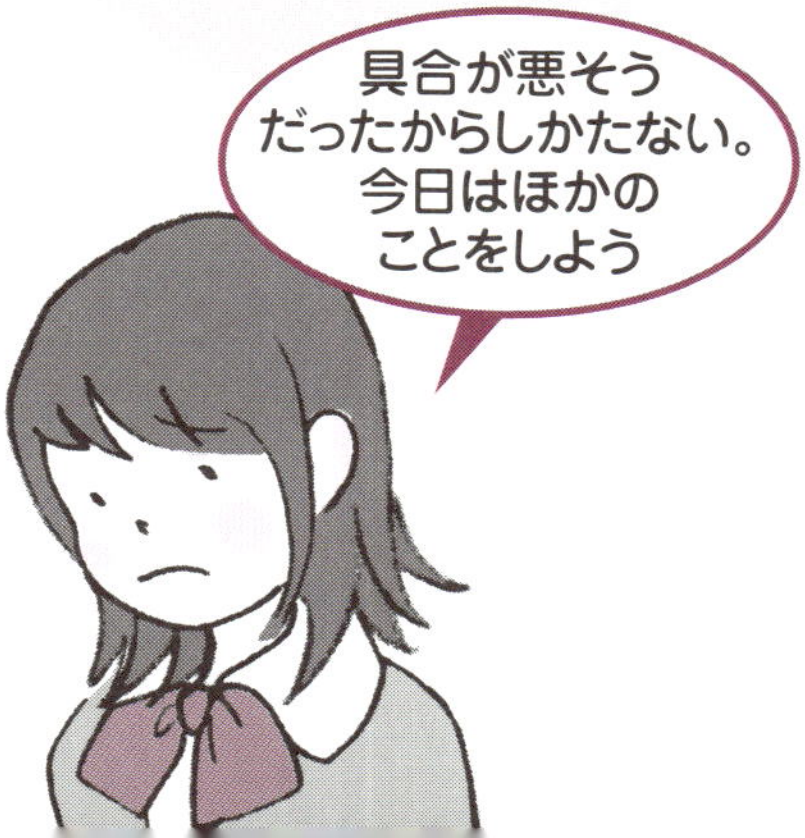
具合が悪そう
だったからしかたない。
今日はほかの
ことをしよう

この流れに入り込まないようにすることが大切(→74ページ)

考えすぎてしまうと……

現実の出来事や自分に起きた感情、身体的な反応について、あれこれ解釈する

- 私は嫌われている
- まったく信頼できない人

など

苦しみを増やすものごとのとらえ方

■思い込みや決めつけ→多様な考えが浮かばない、受け入れにくい
■白か黒か→あいまいな状態が許せない
■「〜べき」思考→理想と違うものはダメなもの
■過去や未来へのとらわれ（→74ページ）

感情を手放すのは「逃げ」ではない

いやな出来事があった瞬間に自動的に浮かんでくる考えや、「自分はダメな人間」という思い込みは、自然に消えていくはずの感情を耐えがたいほどのつらさに変えていきます。

　自分の思考パターンや思い込みは、いきなり変えようとしても変えにくいもの。まずは、自然な反応のままで終わらせる方策を考えたほうが実践的でしょう。余計なことを考えないことは、現実逃避とは違います。破壊的な手段を用いることなく現実に向き合うためには、不快な気持ちを鎮めていくことが必要なのです。

　トラウマによるフラッシュバックのように、いきなり耐えがたい苦痛がよみがえってくる場合でも、自然な反応はいずれ消えていくと体感できるようになることが回復につながる大切なポイントです。

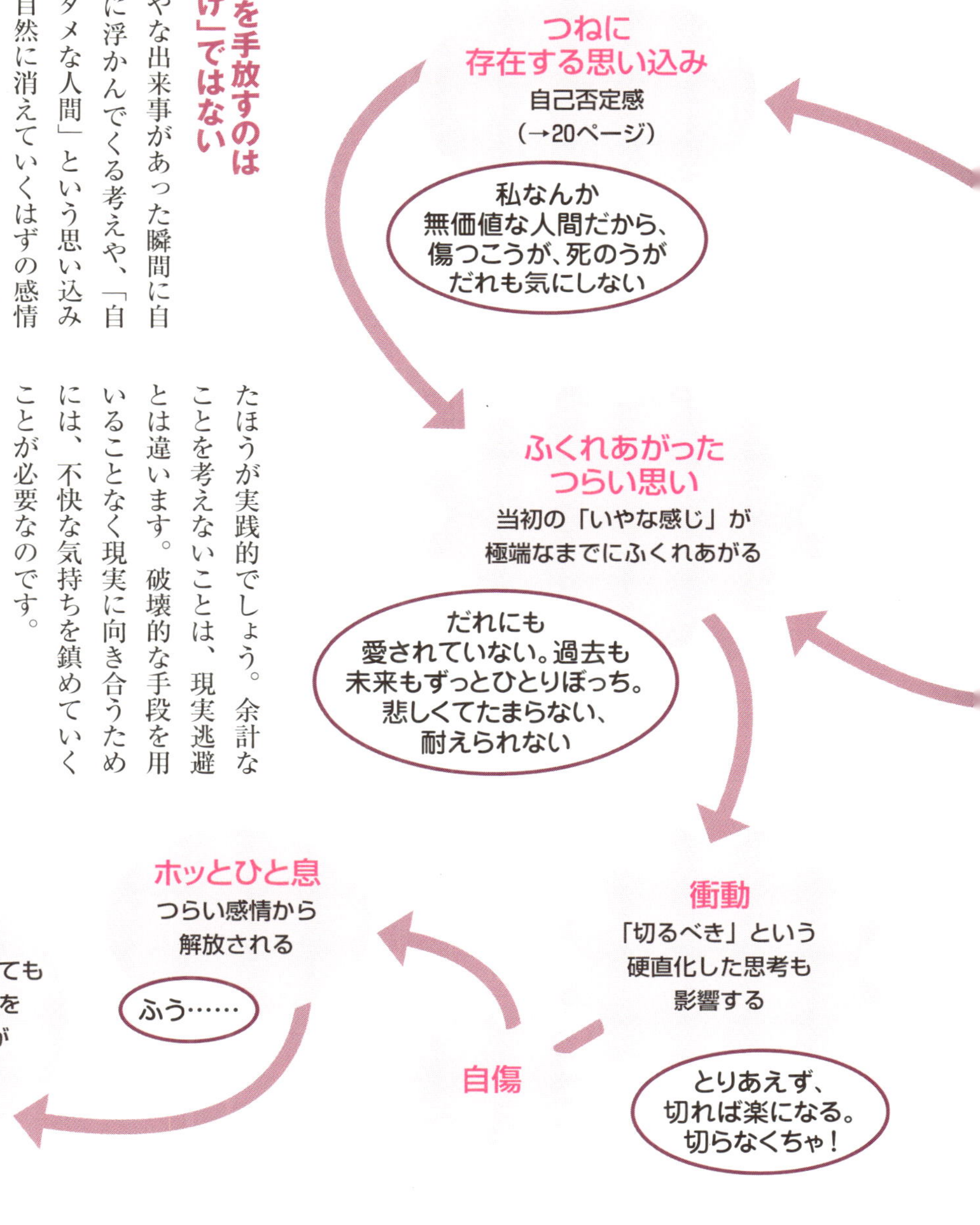

つねに
存在する思い込み
自己否定感
（→20ページ）
私なんか
無価値な人間だから、
傷つこうが、死のうが
だれも気にしない
ふくれあがった
つらい思い
当初の「いやな感じ」が
極端なまでにふくれあがる
だれにも
愛されていない。過去も
未来もずっとひとりぼっち。
悲しくてたまらない、
耐えられない
衝動
「切るべき」という
硬直化した思考も
影響する
とりあえず、
切れば楽になる。
切らなくちゃ！
自傷
ホッとひと息
つらい感情から
解放される
ふう……
自己嫌悪
「やめよう」と思っても
やめられない自分を
卑下する気持ちが
生まれてしまう
またやって
しまったダメな
自分……

「気づき」のレッスン①

「今、ここ」に集中して「マインドフルネス」の境地へ

本人向け

マインドフルネスとは、今、この瞬間の感覚で心が満たされた状態を指す言葉。自分を傷つけたい衝動に対する鎮静的な置換スキルも、このマインドフルネスを得るためのものです。

過去や未来を考えすぎている

つらさのもとになる余計な考えは、変えようのない過去や不確かな未来のことばかりに気をとられている状態ともいえます。

現在

今、ここにいる自分が味わっている感覚や感情など

過去に向けた思考

今、目の前にいない人の言動や自分の対応など、過ぎてしまったことを考え続ける

- あの人のしたことが許せない。ひどすぎる
- あの人は、どういうつもりであんなことを言ったんだろう
- 本当は、違うことをしたかったし、言いたかったのに
- あのとき、私があんなことをしてしまったから、いやな目にあったんだ

未来に向けた思考

経験などに基づく思い込み

- きっとまた、いやなことを言われたり、されたりするんだろうな
- どうせまた、私は失敗するんだ
- うまくできない私はみんなに責められるし、嫌われるんだ

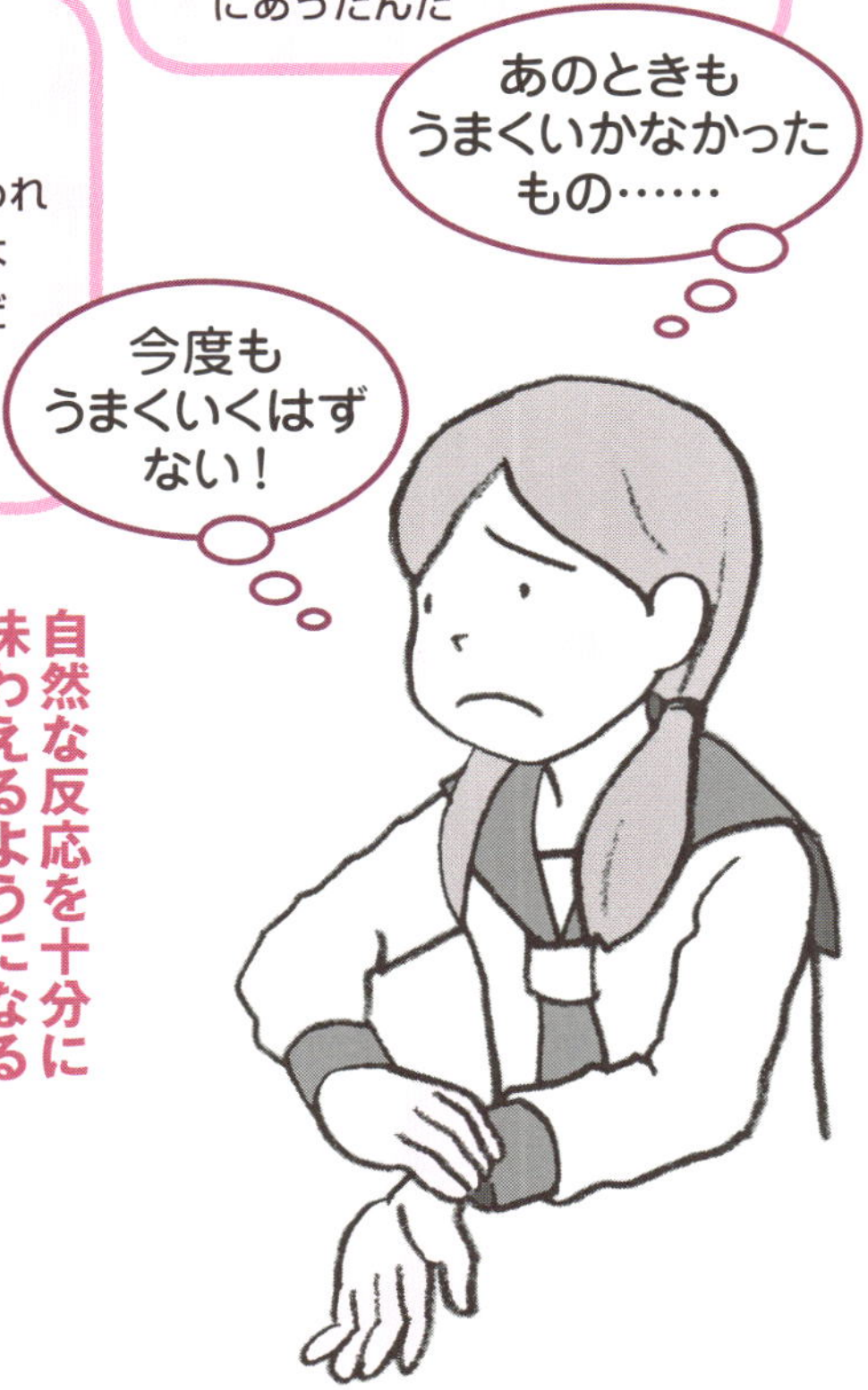
あのときもうまくいかなかったもの……
今度もうまくいくはずない！

自然な反応を十分に味わえるようになる

仏教の修行法として実践されてきた呼吸法や瞑想法が、現在、「マインドフルネス」を得るための方法として心理療法にも取り入れられ、広く実践されるようになってきています。

72ページで示したフローチャートを見返してください。いちばん

感覚で満たせば思考は去る

感覚を研ぎ澄まし、今、ここに集中することで、余計な思考が入り込むすきがなくなります。ネガティブで不快な感情がふくれあがることなく、流れ去っていきます。

今、ここに集中すること＝マインドフルネス

壁や天井、家具など、目に入るものはただ観察するだけ

◯　ほこりをかぶっている

✕　あとで掃除しなくては

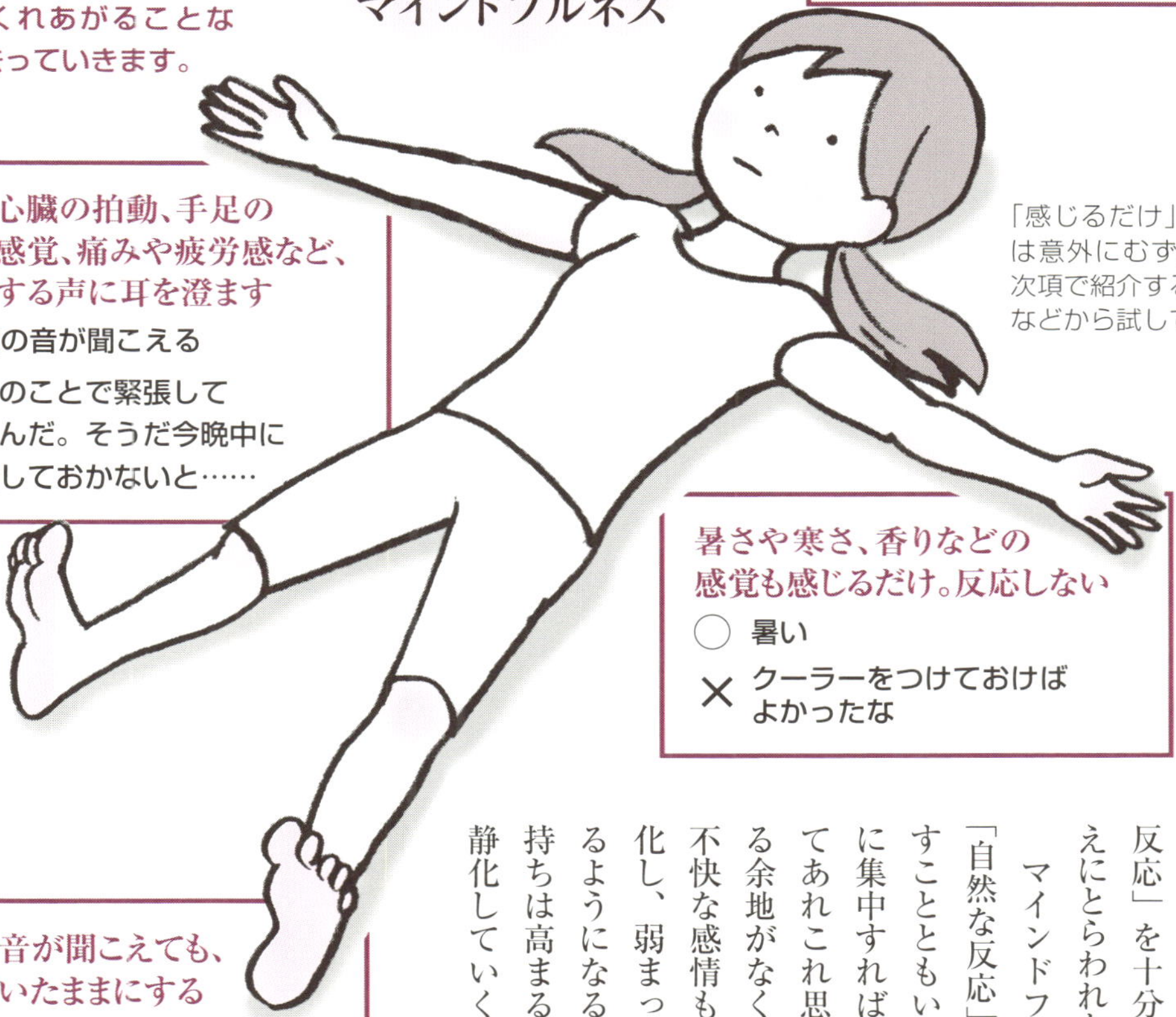

「感じるだけ」の瞑想は意外にむずかしい。次項で紹介する呼吸法などから試してみよう

呼吸や心臓の拍動、手足の指先の感覚、痛みや疲労感など、体が発する声に耳を澄ます

◯　心臓の音が聞こえる

✕　明日のことで緊張しているんだ。そうだ今晩中に準備しておかないと……

暑さや寒さ、香りなどの感覚も感じるだけ。反応しない

◯　暑い

✕　クーラーをつけておけばよかったな

物音が聞こえても、聞いたままにする

◯　大きな音がした

✕　人が集中しようとしているのに、家族が邪魔をする。いつもそうだ

右側の、不快な感情が自然に消えていく流れに乗るには、「自然な反応」を十分に味わい、余計な考えにとらわれないことが大切です。

　マインドフルネスとは、まさに「自然な反応」を十分に味わい尽くすことともいえます。「今、ここ」に集中すれば、過去や未来についてあれこれ思い、考えをめぐらせる余地がなくなります。すると、不快な感情も一瞬一瞬のうちに変化し、弱まっていくことに気づけるようになるでしょう。つらい気持ちは高まることなく、自然に鎮静化していくのです。

「気づき」のレッスン②

毎日一〇分間、呼吸を整えて感覚を研ぎ澄ます

マインドフルネスの境地とはどのようなものなのか、言葉で理解しているだけでは、いざというときに役立てられません。練習を積み、体感することが大切です。

本人向け

感覚で今を満たすための方法

日々の練習は呼吸法を中心におこなうとよいでしょう。まずは座った姿勢で呼吸に集中してみます。歩くとき食べるときなど、どんなことをしながらでも、マインドフルネスを得ることはできます。くり返し、試してみましょう。

練習のポイント

★眠気は集中を妨げるので、練習はなるべく朝、元気なときに
★１週間に３回以上、それぞれ 10 分間以上
★１～２ヵ月以上、可能なかぎり長く続ける

基本は呼吸法

いつもは無意識のうちにくり返している呼吸という動作に、意識を向けます。流れ込んでは吐き出されていく息の流れを感じながら呼吸をくり返しましょう。

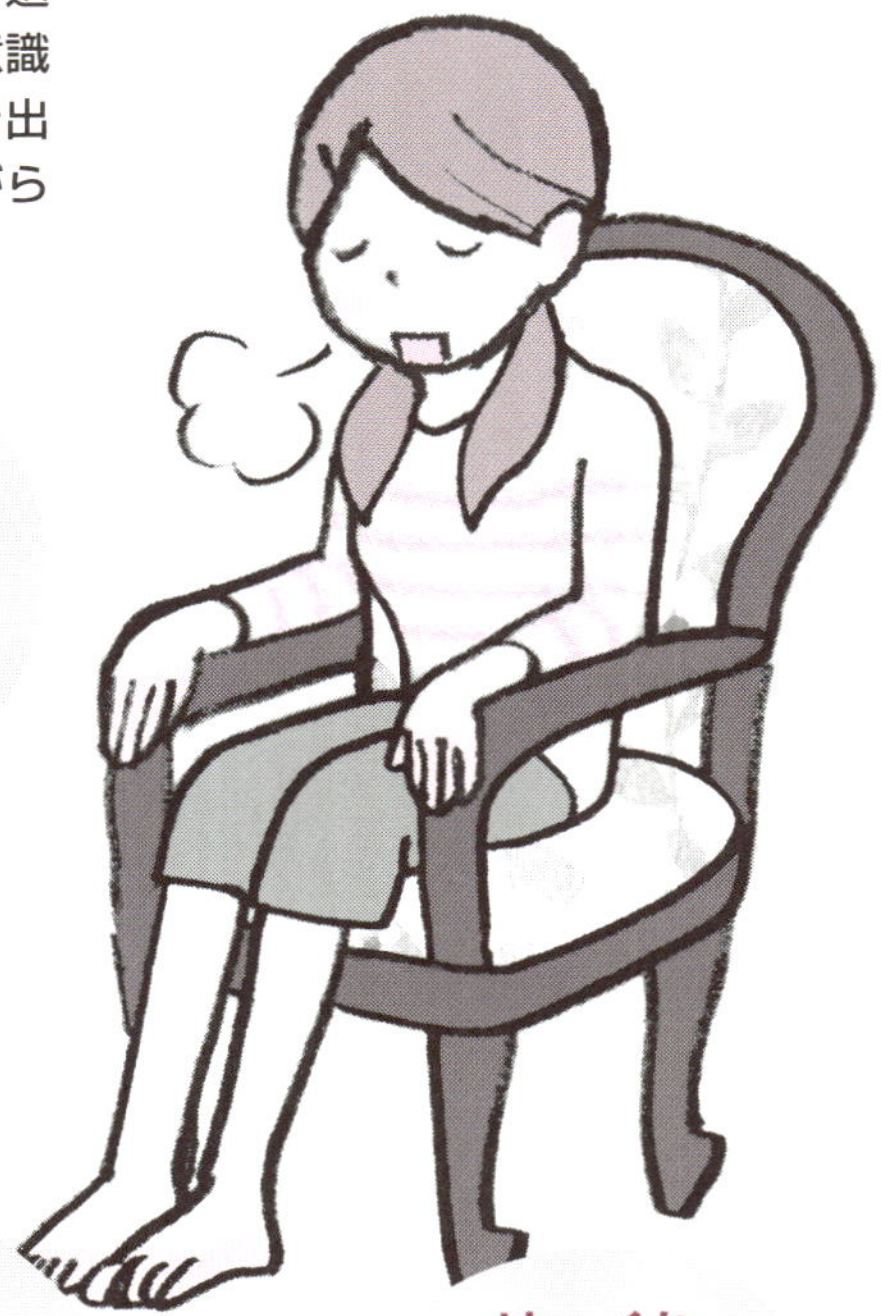

背筋を伸ばして座る

楽な姿勢でよいが、椅子の背にはもたれかからず、背筋を伸ばす

自然の情景など、自分が快適に感じる情景を思い浮かべながら呼吸をくり返してもよい

呼吸に集中しにくいときは……

★呼吸に合わせて心の中で「吸って」「吐いて」と唱える。声は出さない
★息を吐き出すときだけ、声は出さずに心の中で「1」、次に吐き出すときには「2」と、「10」まで唱える。「10」まで唱えたら、また「1」から始めて「10」まで

ゆっくり呼吸をくり返す

息を吸えるだけ吸い、吐くときはすべて吐き出す。基本はこれだけ

数ヵ月単位で腰を据えて取り組む

マインドフルネスの境地を知るには、「感じること」に集中する練習を重ねていくことが必要です。なにも変わらないのではと疑う気持ちもあるかもしれませんが、少なくとも悪い変化は起こりませんから、ともかく練習を始めてみましょう。

練習は、不安や緊張が少ない状態のときにおこないます。練習の前後でとくに変化がないように思える場合は、集中する時間や続けている期間が短すぎるのかもしれません。腰を据えて取り組んでみてください。

数ヵ月も続けていれば、不快な感情が相当に高まっているときでも、ゆっくり深呼吸をくり返すことで落ち着きを取り戻せるようになっていきます。一度体得すれば鎮静効果は目減りしにくく、いつでもどこでも実践できます。

歩きながら……

体を動かしていても、つねに考え事をしているということが多いのでは？　体の動きや、目、耳、皮膚、鼻がとらえるさまざまな感覚に集中してみましょう。

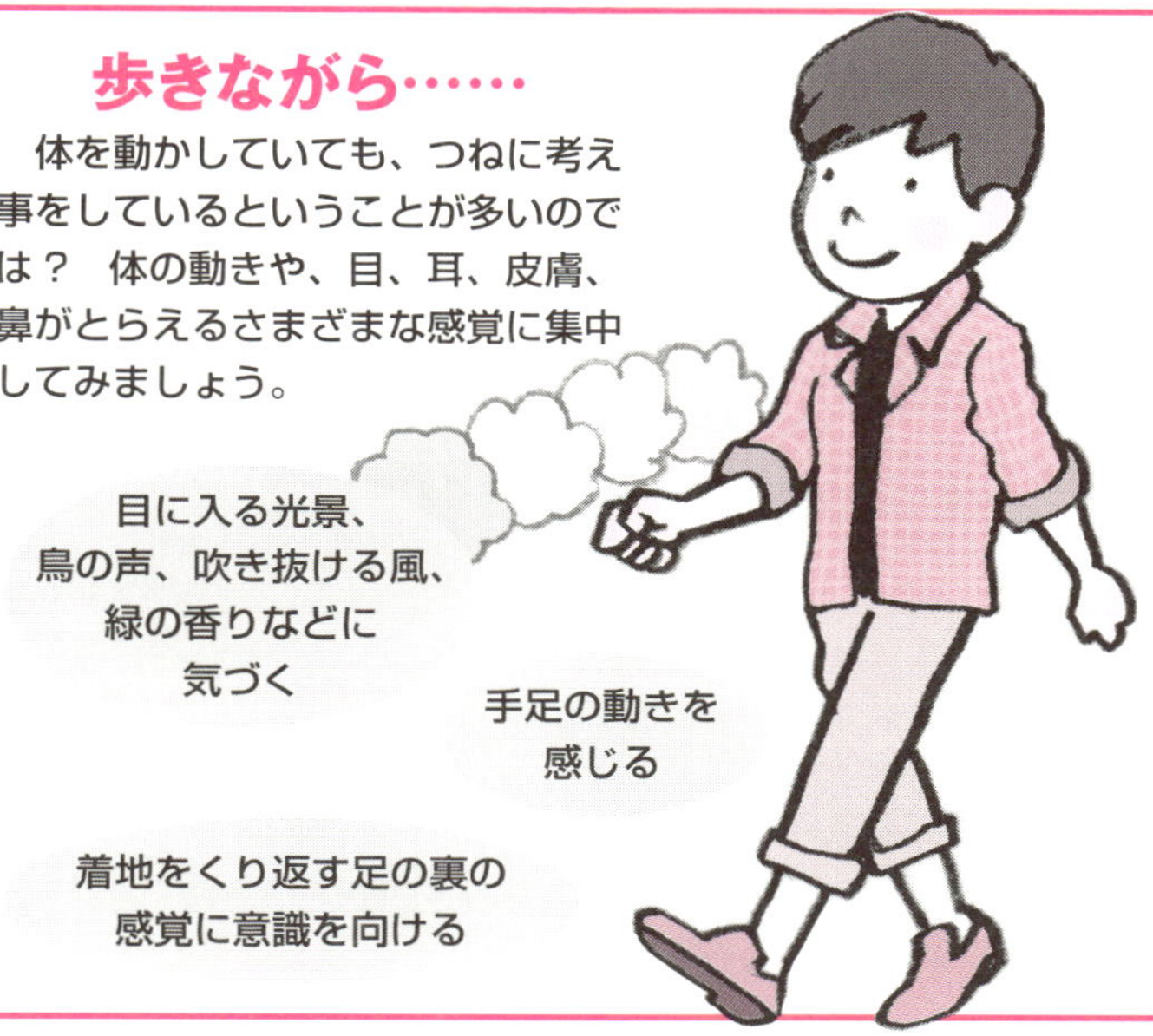
目に入る光景、
鳥の声、吹き抜ける風、
緑の香りなどに
気づく
手足の動きを
感じる
着地をくり返す足の裏の
感覚に意識を向ける

飲んだり食べたりしながら……

ふだん、何気なく口にしているものの色や香りなどを十分に観察し、味わうことで、見過ごしていた感覚に気づくことができます。

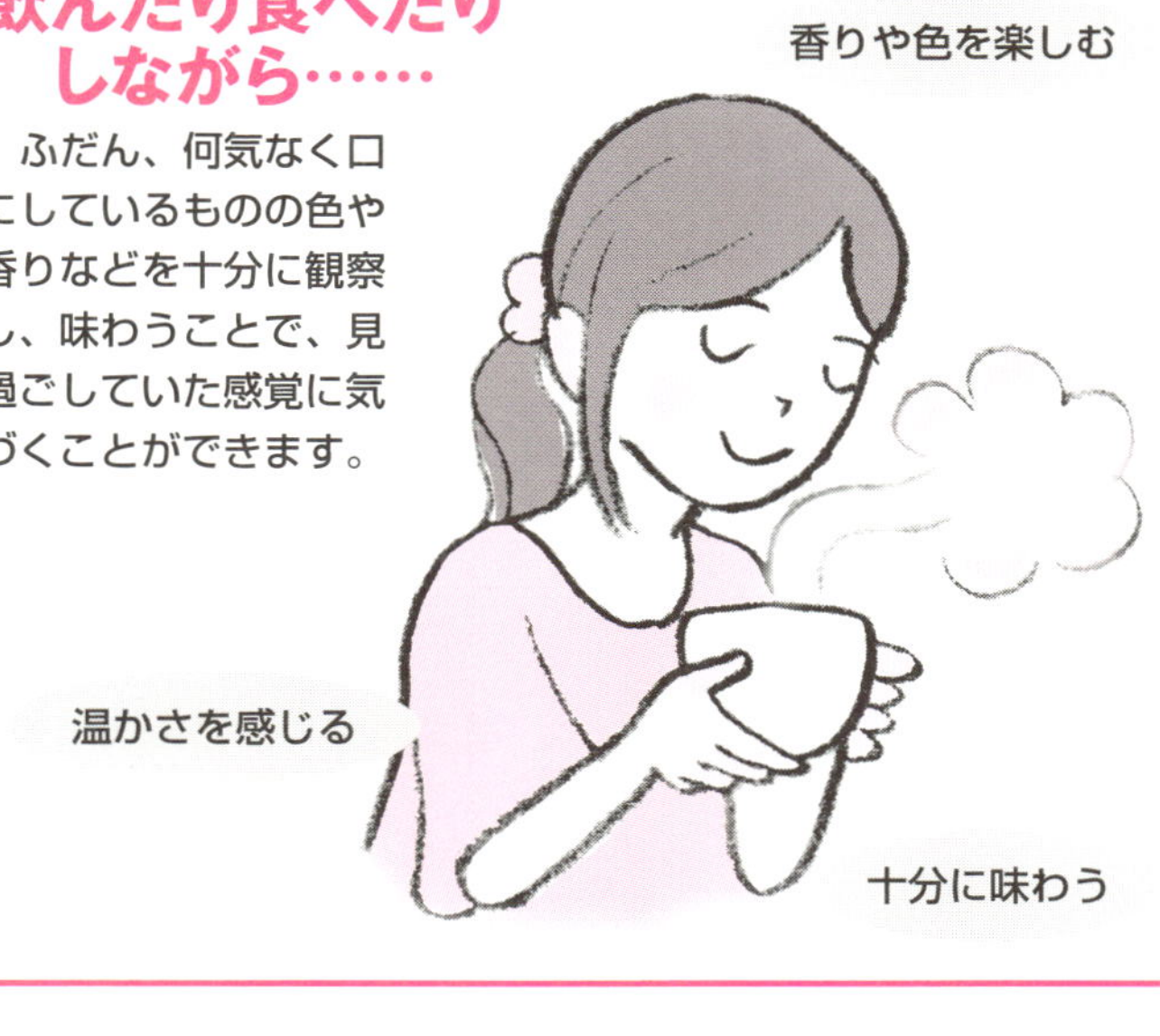
香りや色を楽しむ
温かさを感じる
十分に味わう

生活のレッスン

感情に「ふた」をするための習慣を手放す

耐えがたいつらさを紛らわすためにしている「いつものこと」が、さらにつらい状況をまねいてしまうことも少なくありません。生活全体を見直し、改めていくことも必要です。

本人向け

改めていきたい日々の習慣

故意に自分の健康を害する行動（→22ページ）が、自傷とともに、あるいは自傷のかわりに不快な気持ちの「ふた」になっている場合には、生活の改善が必要です。

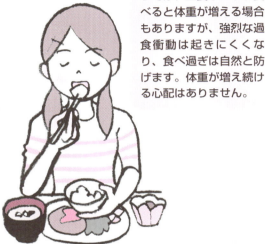

きちんと食べる

三度の食事をきちんととるようにしましょう。吐かない、下剤を使わないことも重要です。

それまでの食生活によっては、三食しっかり食べると体重が増える場合もありますが、強烈な過食衝動は起きにくくなり、食べ過ぎは自然と防げます。体重が増え続ける心配はありません。

夜は早めに寝る

スマホをいじっているうちに、あっという間に深夜という日も多いのでは？　夜、ひとりきりで過ごす時間帯は、最も自傷が起きやすい時間でもあります。早めの就寝が、危険な時間を避けるポイントになります。

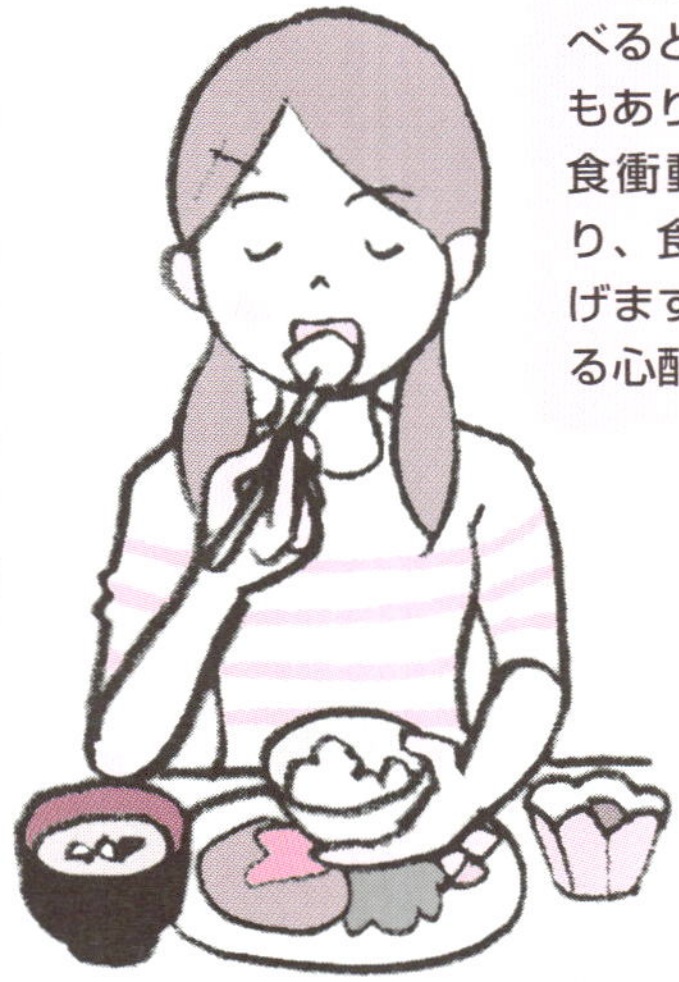

薬に頼らない

薬を自傷のかわりに使うのはたいへん危険です。服薬が必要な場合も、1回に決められた服用量を超えた使用は厳禁です（→82ページ）。

お酒はやめる

つらい思いにふたをするための飲酒は、「ほどほど」でやめるのはむずかしいもの。短期間のうちにお酒なしではいられない、アルコール依存症に陥る危険性もあります。ここはきっぱり飲酒をやめることが肝心です。

「ふた」として利用していると楽しめない

極端な食事制限や過量の飲酒、危険な性行動などは、直接、自分

性的な関係のもち方も見直してみる

性的なトラウマがある人ほど、危険な性行動をとりやすかったり、特定のパートナーとの性関係に苦しんだりしがちです。

自傷的な行為になっていないか?

性的虐待を受けてきた人にとって、性行為は自分の命を守る手段であったともいえます。そのため、その後の人生において、支配的な相手と積極的に性関係をもつようになることもあります。

無意識のうちに、抵抗できずに苦しんでいた「かつての弱かった自分」を克服しようとしているとも考えられますが、そうした発想自体、自傷的ともいえます。

自己否定感に苦しんでいないか?

自分が必要とされているという感覚に救われる思いがしたり、刺激の多い性行為がつらい気持ちにふたをする役目を果たしたりすることもあります。

しかし､いずれも一時的なもの。事後、自己否定感が強まってしまうことも少なくありません。

無理をしていないか?

性行為でフラッシュバックが起きることがあります。現在のパートナーに過去を語れないまま、無理に性関係をもつことでつらい感情がよみがえり、自傷しやすくなることも。

「語ってはいけないこと」と思わないで!

性的なトラウマをかかえている場合、安心できる場で、自分を苦しめてきた過去の体験を語ることが回復につながっていくこともあります。精神科受診や自助グループなどへの参加も考えてみましょう。

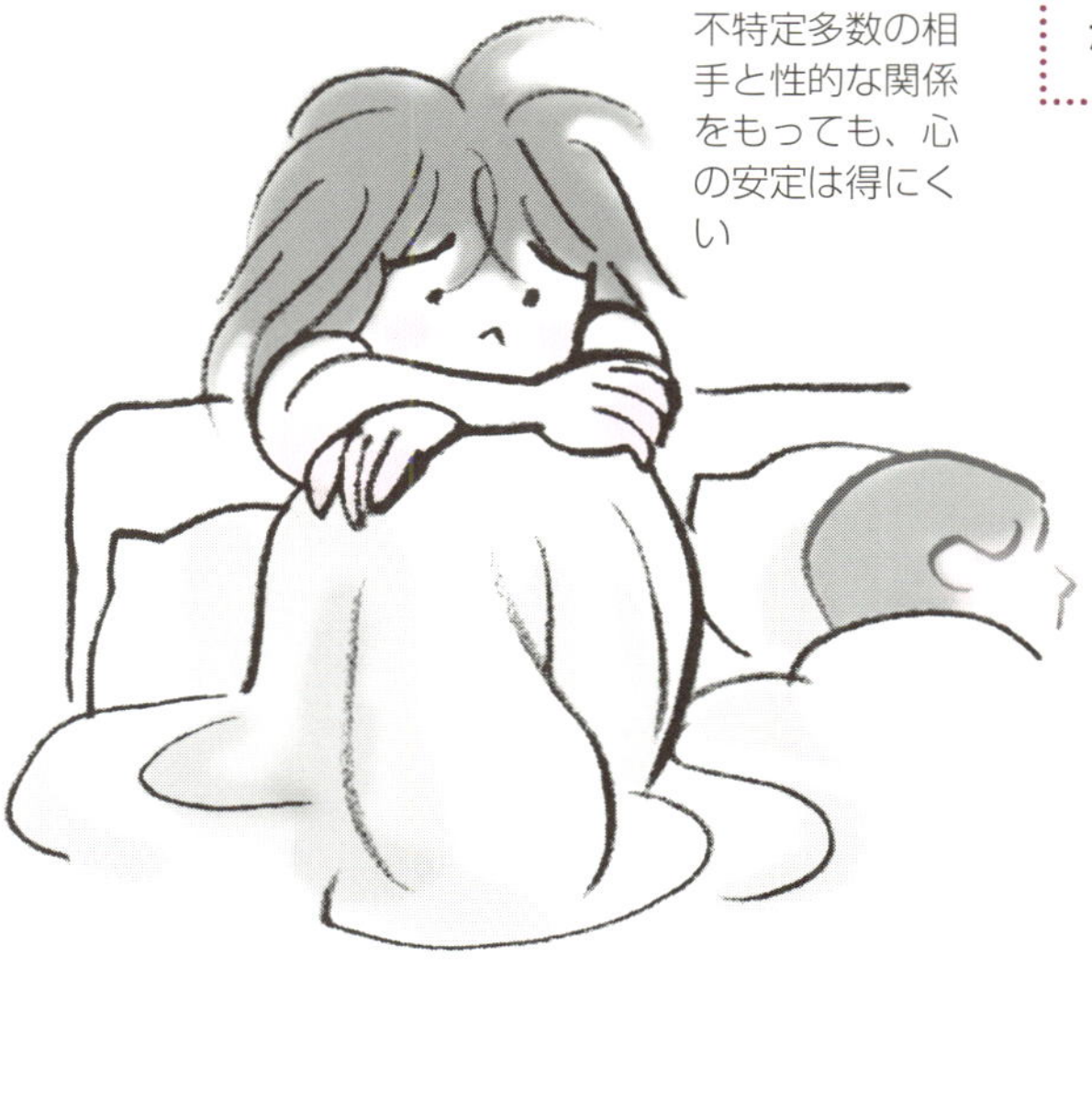

不特定多数の相手と性的な関係をもっても、心の安定は得にくい

の体に傷をつくることはなくても結局は自傷的なもの。習慣的にくり返すうちに、「こんな自分はダメ」と、自己否定感が強まっていくおそれもあります。

食べること、眠ること、お酒を飲むこと、好きな人とふれあうことは、いずれも本質的に快楽をもたらすもの。純粋に楽しめるようになるためにも、「つらい気持ちにふたをする」という目的で利用しないほうがよいのです。

表現のレッスン

「言葉」で思いを表現できるようにする

書いたり、話したりすることは、つらい体験や耐えがたい感情から距離をとるためのよい手段です。言葉という表現手段を用いることで、まわりの人にも気持ちを伝えやすくなります。

本人向け

自分の心の整理のために

自分を苦しめてきた体験や感情を客観的に見つめ直し、言葉で表現してみましょう。少し距離を置いて眺めることで、圧倒的な不快感に飲み込まれずにすむ可能性が高くなります。

日々の記録や思い出を書き記す

●自分史
●好きな人、苦手な人のこと
●自傷をしたくなったときのこと。出来事や感情
●日々の生活のなかで「うまくいったこと」の記録

傷の写真などは公開しないで！

ウェブサイトを利用する場合は、だれの目に触れるかわかりません。自傷の方法についての詳細な記録や自傷による傷の写真をアップするのは避けてください（→32ページ）。

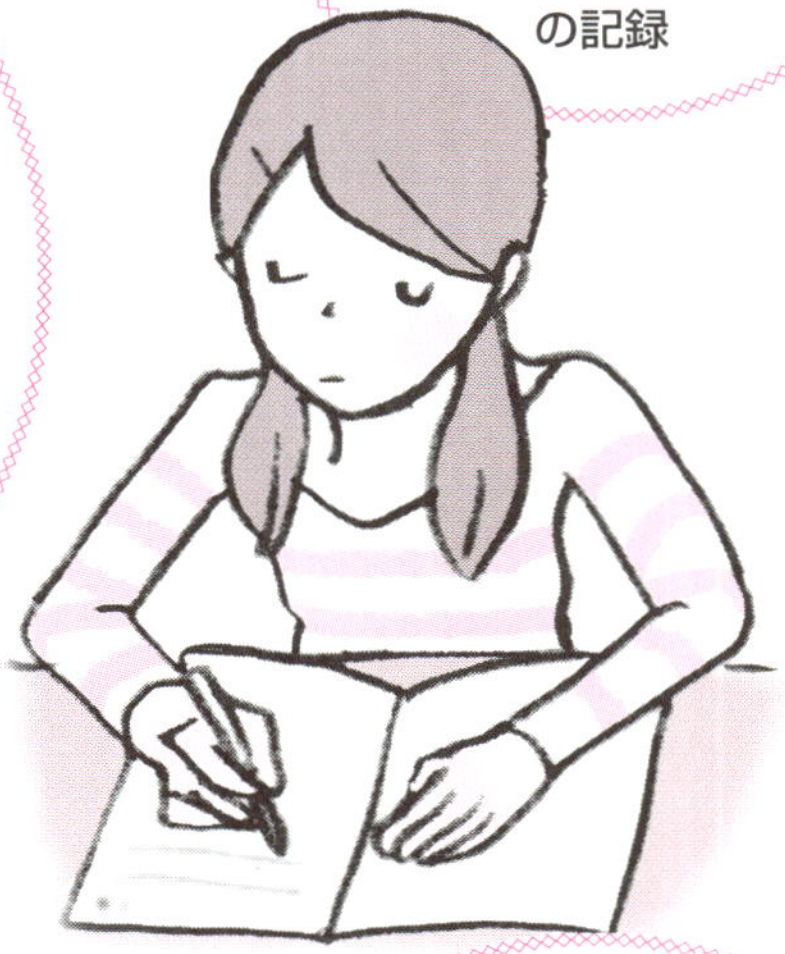

過去のことは無理に思い出さなくていい

ぼんやりとした記憶しかないことについては、あえて掘り起こすことはありません。つらすぎる記憶は、受け止められる状態になってはじめてよみがえってくることが多いもの。忘れていることは、忘れたままでいいのです。

不快な気持ちと距離を置くのに有効

「言いたいことがあるなら、自傷なんてしないで言ってよ！」などと責められたこともあるのでは？しかし、初めから言葉で言えるくらいなら、わざわざ自分を傷つける必要もないわけで、いきなり「言

言葉で思いを伝えるために

自傷してしまうことで、身近な人から攻撃されているように感じているときには、行動をエスカレートさせる前に言葉で気持ちを表現してみましょう。

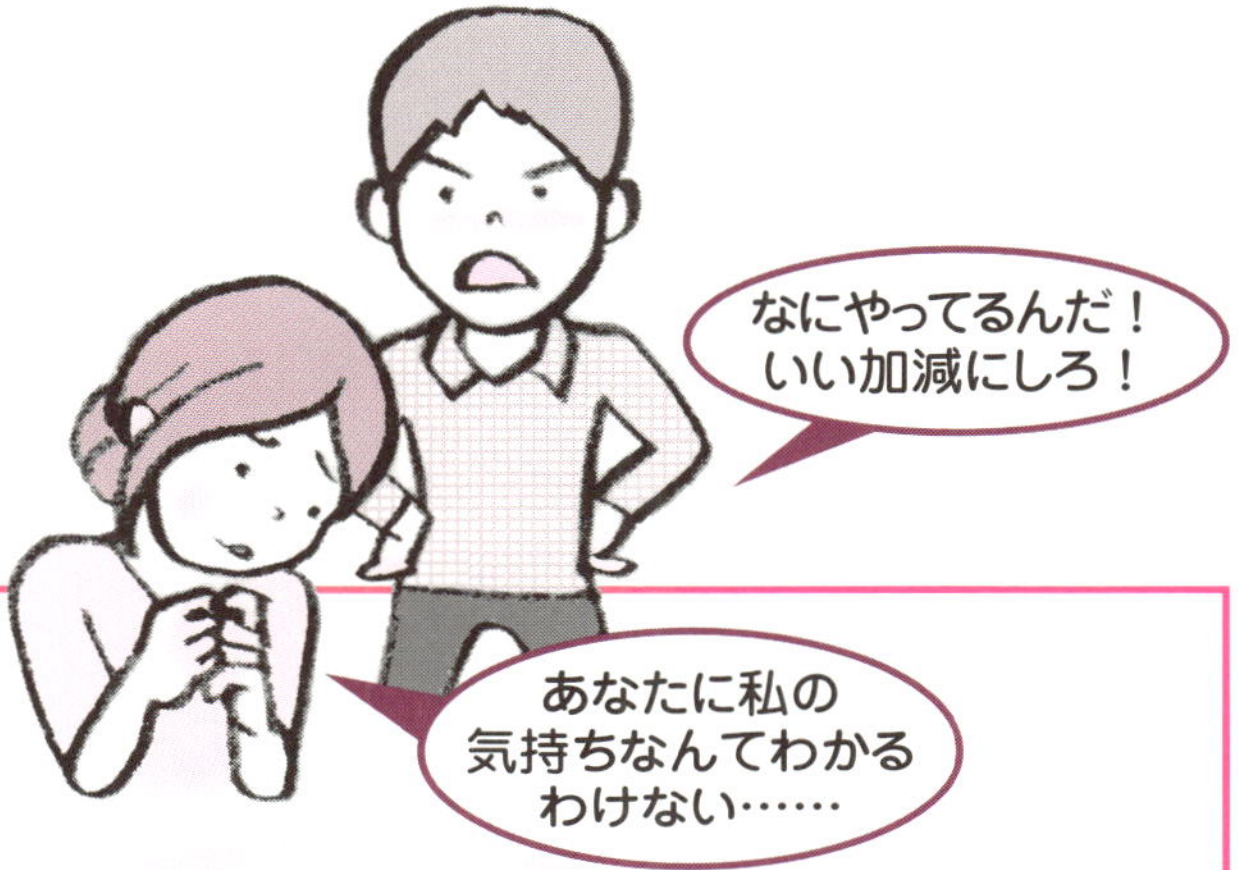
なにやってるんだ！
いい加減にしろ！
あなたに私の気持ちなんてわかるわけない……

「PIUS」を応用

依存症の人とその家族のために開発された治療プログラム（CRAFT）には、「PIUS」というコミュニケーションの方法が紹介されています。相手を傷つけずに自分の考えを伝えやすくするテクニックとして、応用してみるとよいでしょう。

Positive
相手の「よいところ」から話を切り出す

いつも気にかけてくれてありがとう

I message
「私」という一人称を主語にした言い方で気持ちを伝える

私、あなたならわかってくれるかな、なんて思っているから、怒られると悲しくなっちゃう

Understanding
相手が置かれた立場に理解を示す

でも、こんな傷見せられたら、いやになっちゃうよね

Share
あえて問題の責任の一端を背負う態度を見せる

きっと私、あなたに甘えすぎなんだと思うけど、いろいろうまくいかなくて。どうすればいいのかな

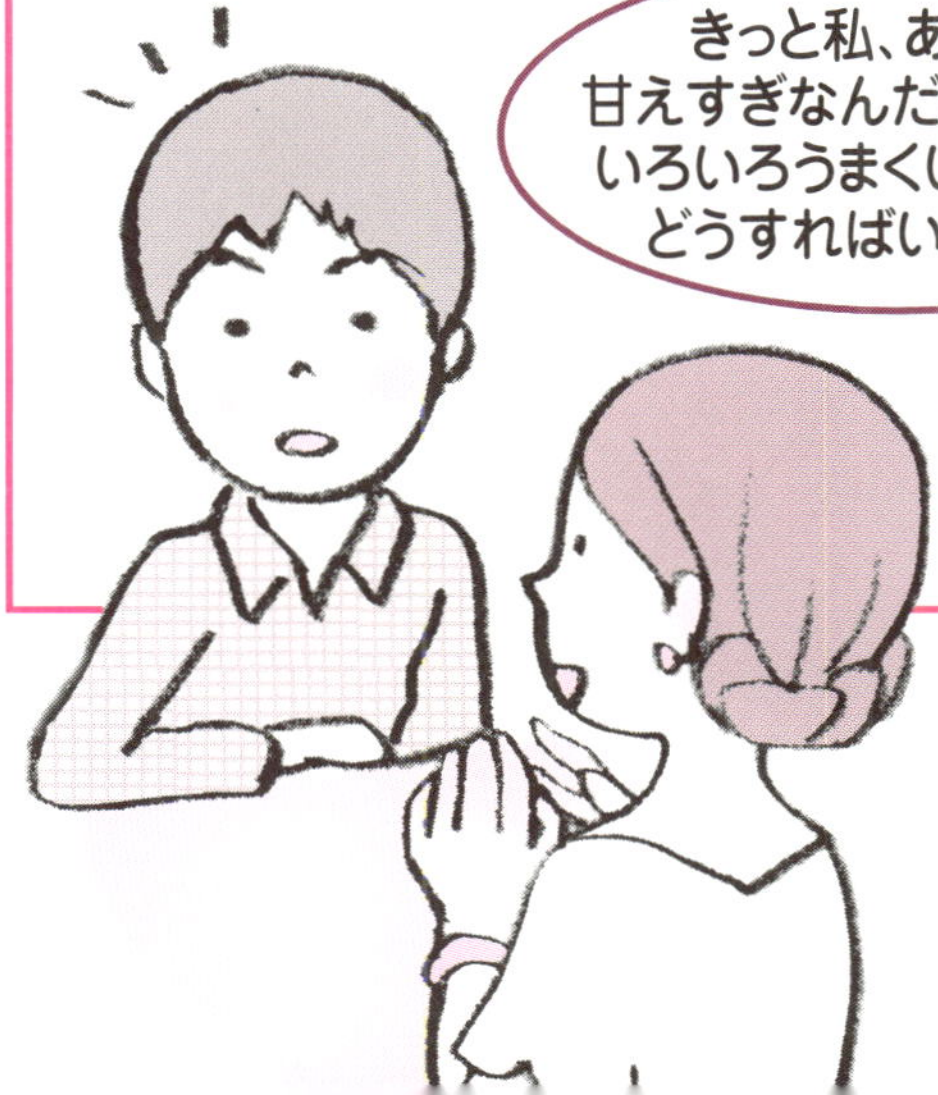

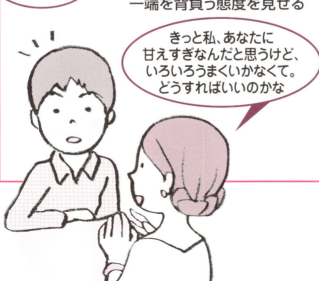

葉で」と求められても困るというのが本当のところでしょう。

ただ、心の苦痛をある程度軽くすることができれば、言葉で語ることもできるようになってきます。言葉で表現するには、客観的な視点が必要です。言葉にしようと取り組むことで、自分の不快な気持ちと距離を置けるようにもなっていけるのです。

COLUMN

リストカットと過量服薬は重なりやすい

リスカ歴が長い人ほど過量服薬を起こしやすい

睡眠薬などの薬を、決められた一回量を大きく超えて服用することを「過量服薬（オーバードーズ）」といいます。リストカットのような自傷とくらべると、より確実な「自殺のための手段」というイメージがありますが、薬を大量に飲んでしまった理由としていちばん多いのは、「つらい気持ちから解放されたかった」から。[※1] まさにリストカットと同じです。

過量服薬は、リストカットから「一歩進んだ行動」ともとれます。服用された薬の七割以上は医師に処方されたもの。医療機関の助けを借りたほうがよい状態の人ほど過量服薬を起こす危険性は高く、だからこそ、安易に薬を処方する医師のもとでの治療は危険なのです（↓50ページ）。

致死性は高くないとはいえ、縊首や飛び降りなどの行動の直前に処方薬を大量に飲んでいた自殺者が多いことも明らかにされています。[※2] 薬に頼りきらない改善の道を探ることが大切です。

▼自傷と過量服薬の関係

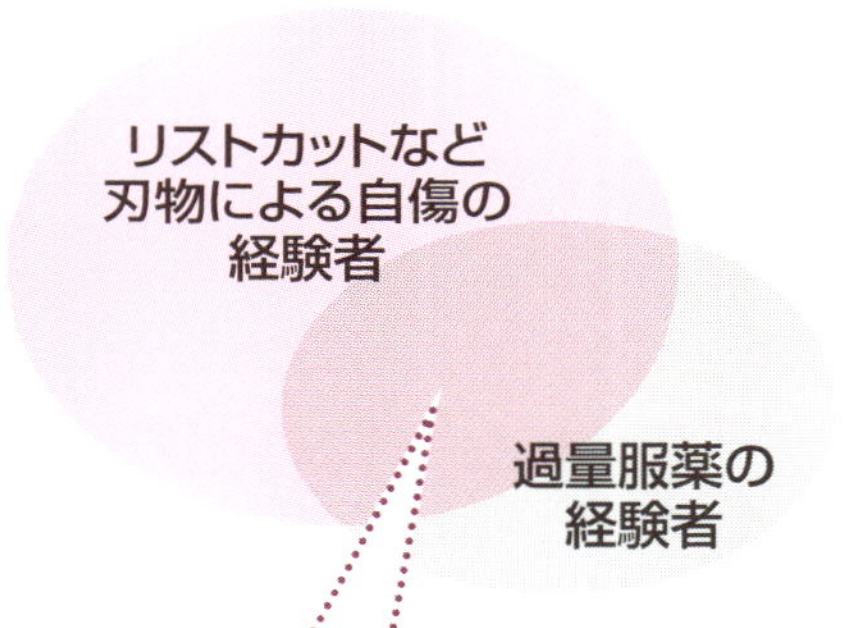
リストカットなど刃物による自傷の経験者
過量服薬の経験者

リスクが高い人

- リストカットをくり返している期間が長い
- アルコールを飲み過ぎている
- 摂食障害がある[※3]
- なんらかのトラウマをかかえている　など

※１　Rodham et al, 2004
※２　Hirokawa et al, 2012
※３　夜間の空腹と過食衝動を抑えるために睡眠薬の服薬をくり返すうちに、意図せず過量に服用してしまうこともある

第5章

傷つけあう関係から逃れる

さまざまな置換スキルも役に立たないという場合には、
今、置かれている状況や環境の見直しが必要です。
それは、本人にとっても、まわりの人にとっても
簡単なことではないかもしれません。
けれど、苦しみに満ちた関係を変えてこそ
「傷つけない生き方」が可能になるのです。

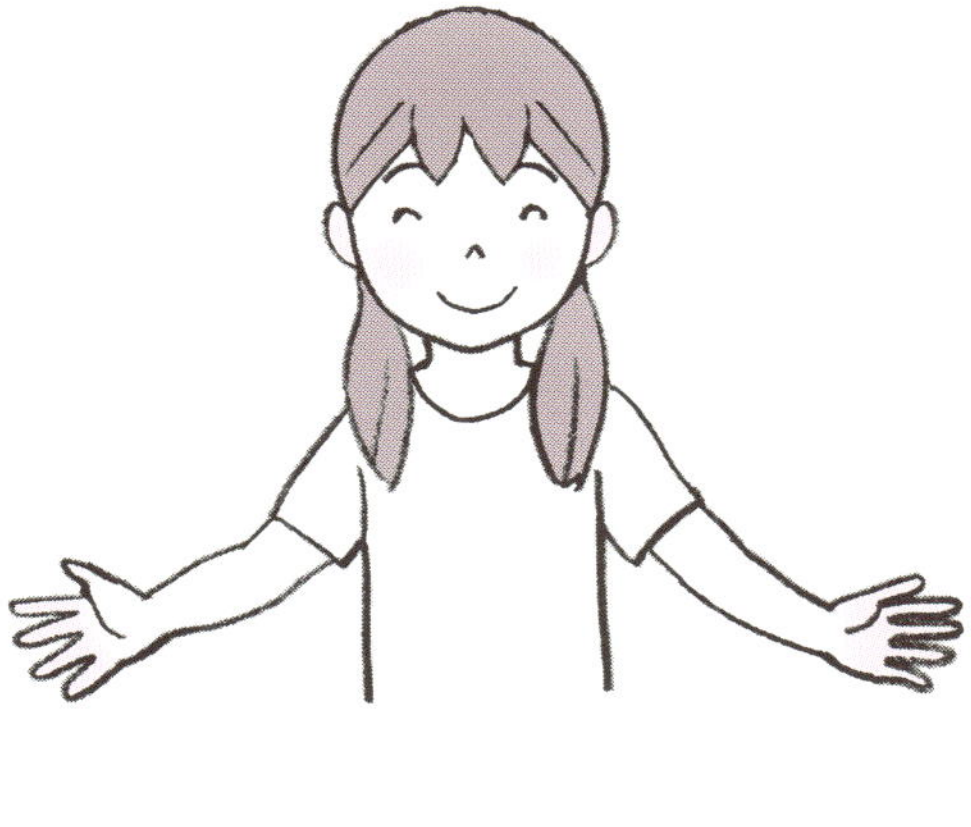

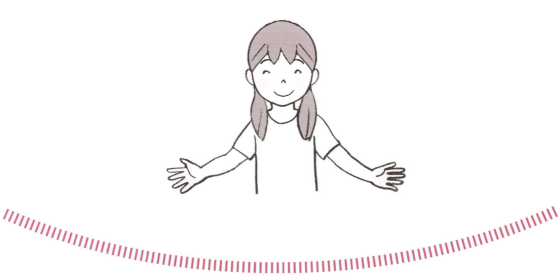

起きやすいこと

近い関係であるほど泥沼化しやすい

自傷をくり返す人は、家族、恋人など、ごく近い関係で苦しんでいることが多いもの。離れたくても簡単には離れられない人だからこそ、苦しい関係を続けざるを得ないのです。

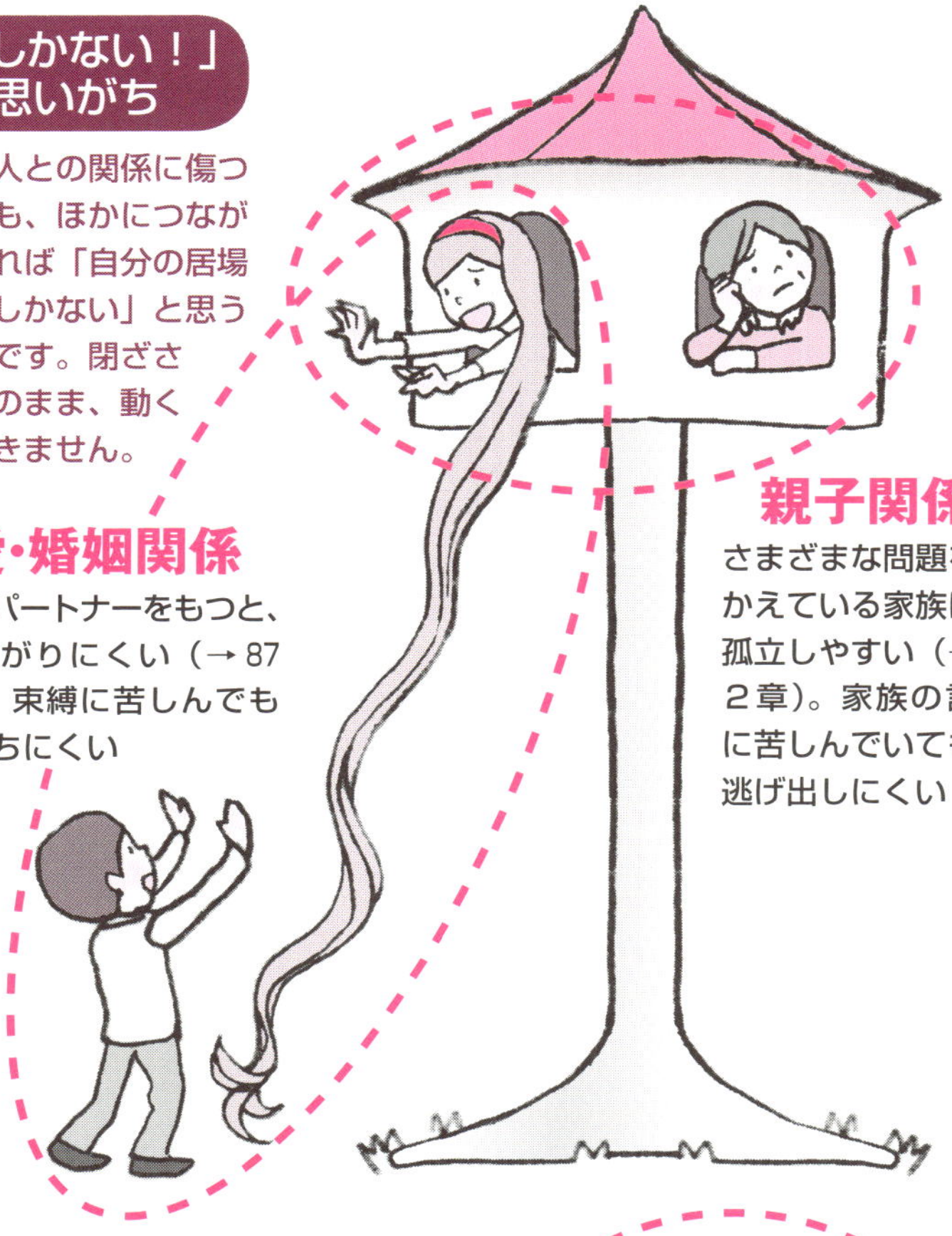

「ここしかない！」と思いがち

身近な人との関係に傷ついていても、ほかにつながりがなければ「自分の居場所はここしかない」と思うのも当然です。閉ざされた関係のまま、動くことができません。

恋愛・婚姻関係

支配的なパートナーをもつと、関係が広がりにくい（→87ページ）。束縛に苦しんでも関係を断ちにくい

親子関係

さまざまな問題をかかえている家族ほど孤立しやすい（→第2章）。家族の言動に苦しんでいても、逃げ出しにくい

少し距離のある関係

よい支え手になる可能性がある人もいるが、助けを求められないかぎり傍観しているだけ

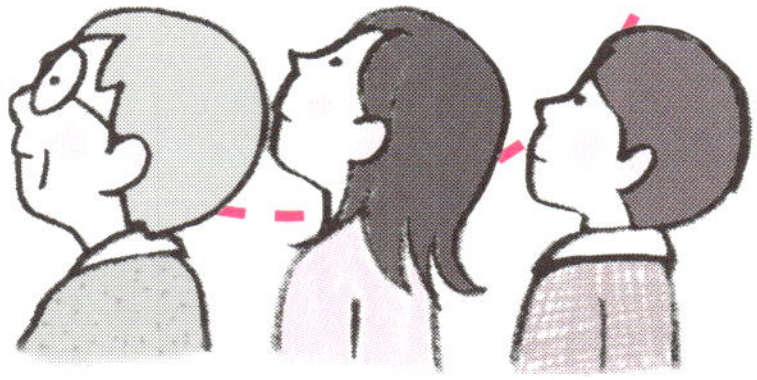

自分を傷つける人間関係から離れにくい

自分が幸せと感じるか不幸と感じるかは、人間関係によるところが大きいものです。それは必ずしも関係性の広がりに比例するわけではありませんが、孤立した家庭内の幸福度は総じて低めです。もろもろの問題をかかえ、困りきっ

離れたくても離れられない理由

　自分が傷つくとわかっている関係にとどまり続けること自体、自傷的といえますが、孤立しているがゆえに、離れる勇気はなかなかもてません。

　あれこれ自分なりに理由をつけて、本当は自分を苦しめている関係にとどまり続けてしまいます。

自分にはひとりで生きていく能力がない

否定・支配される関係が続くと、「自分はダメな人間だ」という思いが植え付けられてしまいます。関係性を変えようという気力は、生まれてきにくくなります。

いつか相手に認められたいから

自分がいちばん認めてもらいたい相手から否定される場合、「なんとか認めてもらいたい」という思いが叶えられる日を夢見て、その関係性にあえてとどまってしまうことが少なくありません。

自分が見捨てたら、この人は生きていけないだろうから

束縛を愛と見間違えていると、「すごく愛されているから見捨てられない」「この人はだれにも理解されずにきた人だから、自分がそばにいないとダメだ」などと、傷つけられても距離を置きにくくなります。

本当に孤独な人生になってしまうから

頼れる友人・知人もいないので、今の関係がつらくても、そこから離れてしまったら本当にひとりぼっち。関係を壊した先に、楽しい未来があるとは思えません。

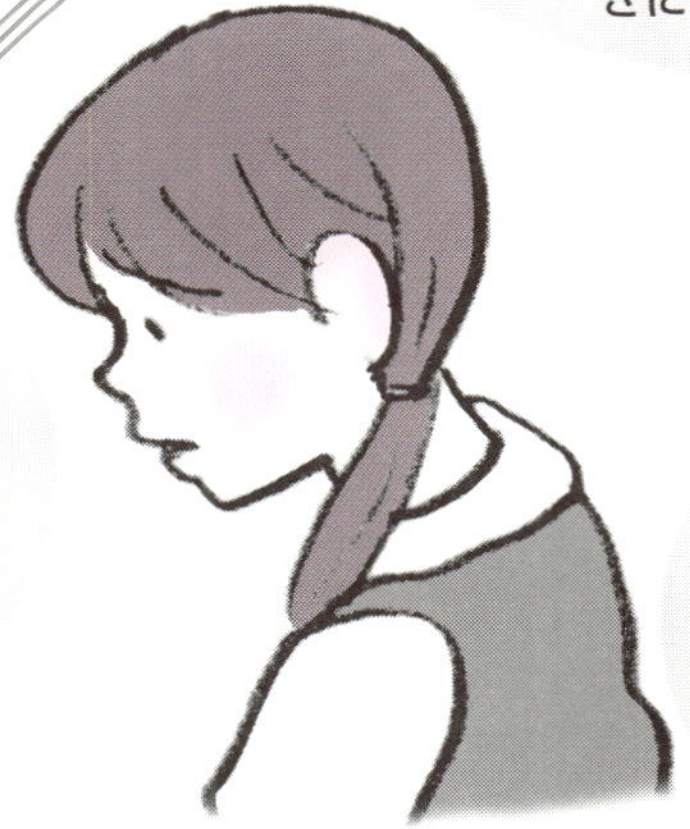

年齢的に離れにくいということもあるが、年齢が若い人ほど「ずっとこのまま」と思いつめやすい

ていても助けを求められず、その結果として孤立していることが多いからです。

　孤立した家庭のなかで起きやすい支配的な親子関係から抜け出そうとする人は、往々にして自分を否定し、支配するような人物に惹《ひ》かれていきます。自分を傷つけるような関係を好んで結ぼうとすること自体、自傷的ですが、刺激にならない「安全な人物」は退屈と感じてしまうのも、自傷がエスカレートしやすい点と、よく似ています。

　そしてまた、閉じた世界が再現されていくのです。

ふり返ってみよう①

否定的、支配的な関係が続いていないか？

「ここしかない」と思っている身近な人との関係を見直してみましょう。
自分を苦しめている関係性を変えていくには、現状をふり返り、問題の存在に気づくことが必要です。

さまざまな否定のかたち

どうせ私なんか……という思いは、まわりの人に否定され続けることで生まれやすくなります。

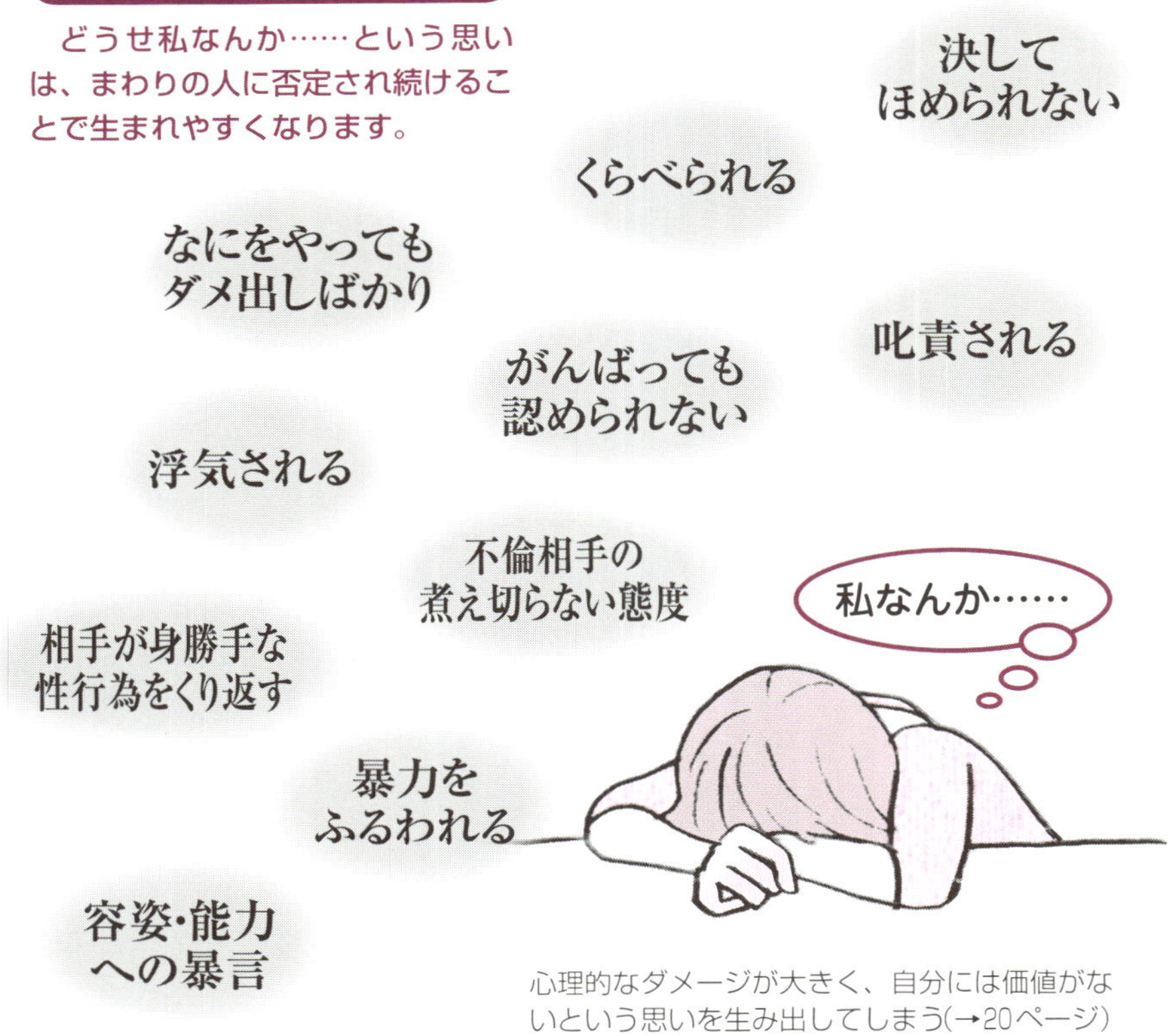

決して
ほめられない
くらべられる
なにをやっても
ダメ出しばかり
叱責される
がんばっても
認められない
浮気される
不倫相手の
煮え切らない態度
相手が身勝手な
性行為をくり返す
暴力を
ふるわれる
容姿・能力
への暴言
私なんか……

心理的なダメージが大きく、自分には価値がないという思いを生み出してしまう(→20ページ)

心理的なダメージが大きすぎる

否定・支配され続ける関係は、心のエネルギーを消耗させます。なにかをしようとする意欲はわかず、身のまわりのことすらできないほど疲れ切ってしまいます。無気力な様子が周囲の怒りを買い、さらに否定が重なることもあります。

「なにもできないダメな自分」という思いが募り、消えたい、いなくなりたいという考えにも結びつきやすくなります。

心を消耗させるこうした関係のなかにとどまり続けるかぎり、たとえばうつ病の診断を受けて処方薬を飲んでいても、問題は解決しません。

支配関係はわかりにくいこともある

たんなる否定にとどまらず、服従を強いられるような支配関係に陥ることもあります。脅しや暴言、暴力による支配ならわかりやすいのですが、やさしそうに見えて、じつは支配的ということもあります。

恋愛・婚姻関係のパートナーなど

「愛」に見間違えやすい過剰な束縛

嫉妬深く、束縛が強い人との関係は、支配・被支配の関係に陥りやすくなります、同性の友だちに会うのもいやがったり、「仕事なんてしないでいい」と言ったりする相手は要注意。関係性が広がることを恐れ、阻んでいるのかもしれません。従わないと暴言、暴力をふるわれるなど、支配関係が顕在化していくこともあります。

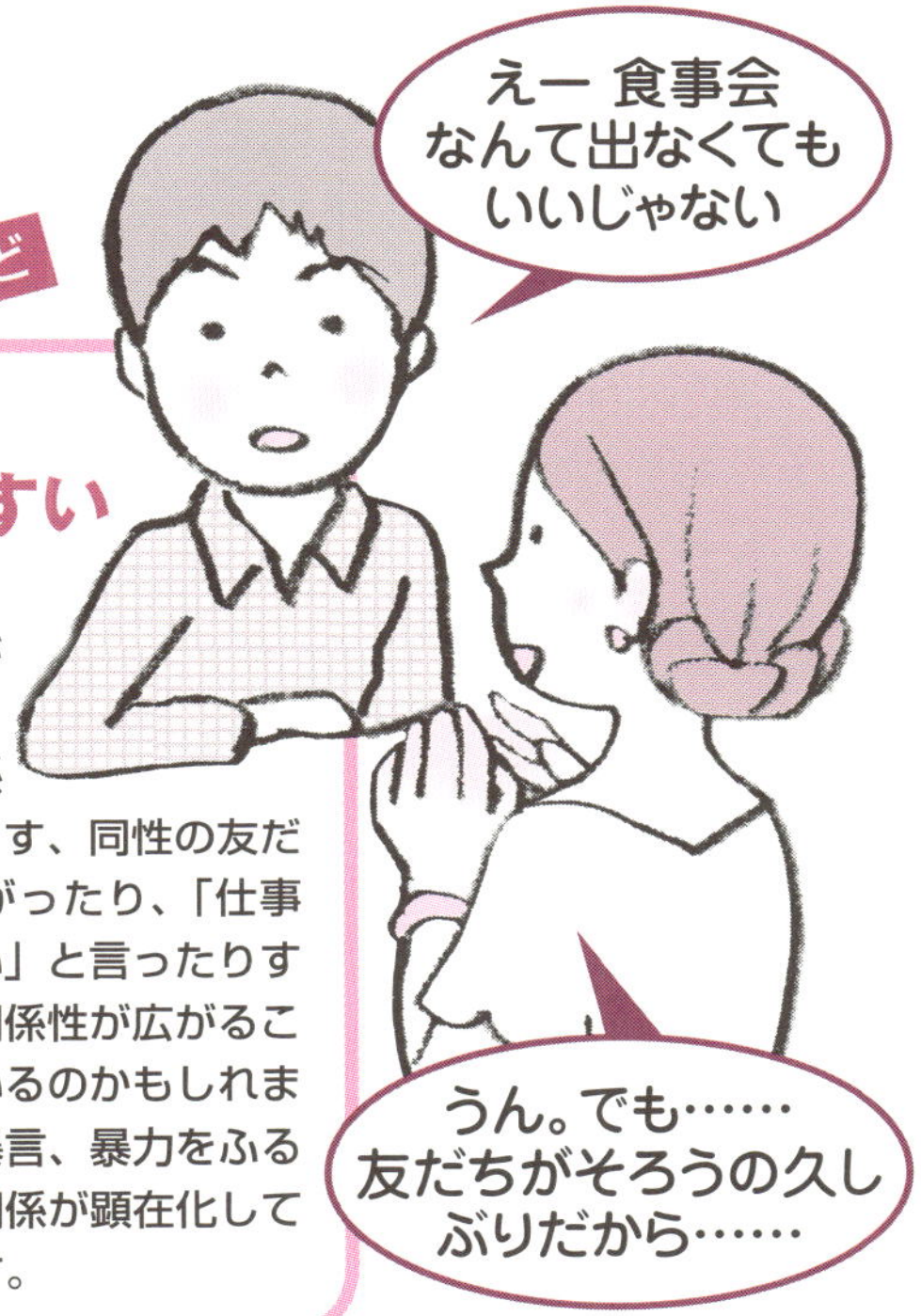
えー 食事会
なんて出なくても
いいじゃない
うん。でも……
友だちがそろうの久しぶりだから……

仲のよい親子、友だちなど

親切心・善意からくる過干渉

一見すると親切な人。「なんとか悩みを解消してあげたい」という援助者の熱心さが、命令のようなニュアンスになっていくこともあります。

親切心、善意から出るアドバイスや申し出を断れば、理不尽な罪悪感をいだかされます。かといって受け入れれば、真綿で首を絞められるような束縛感を覚えることに。

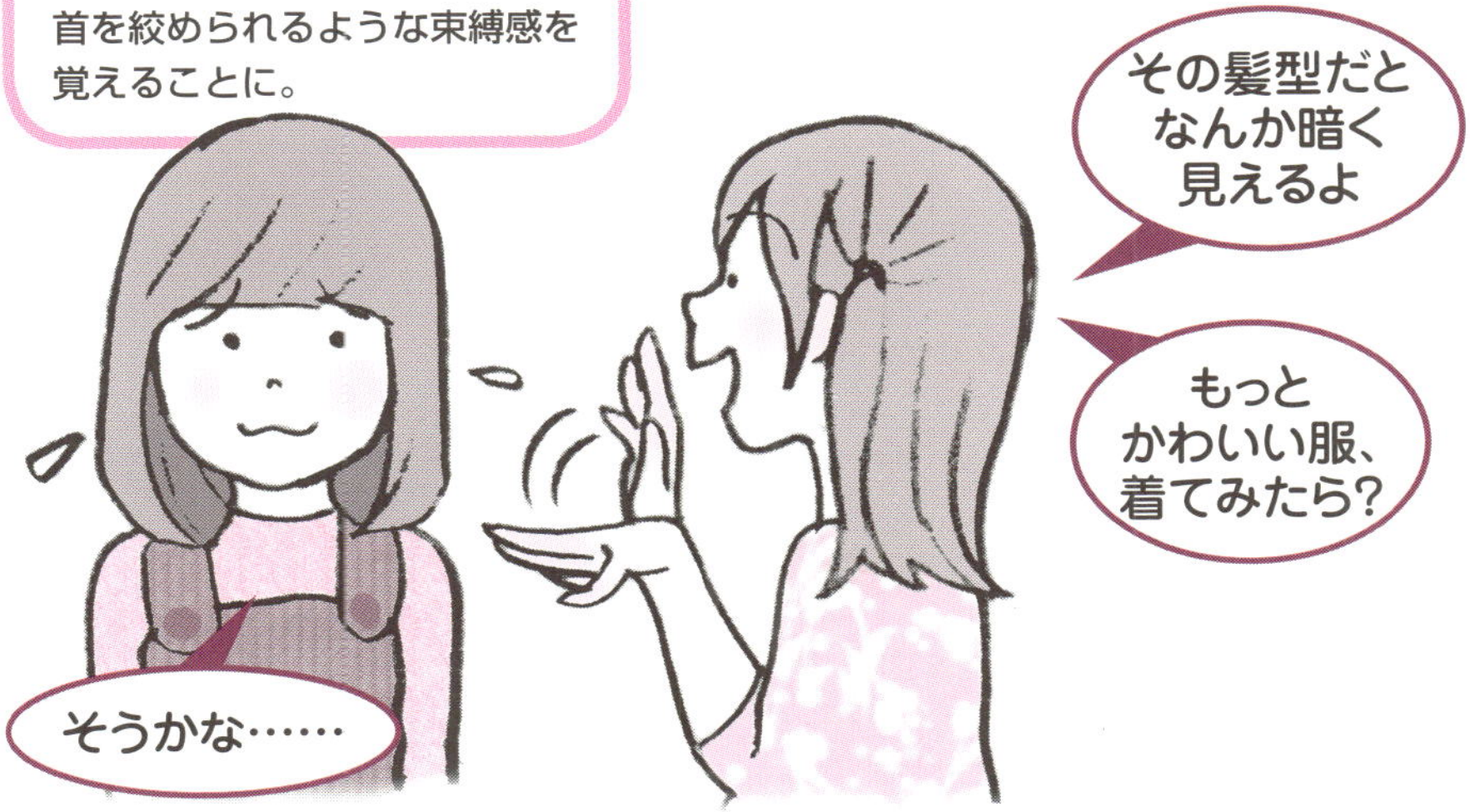
その髪型だと
なんか暗く
見えるよ
もっと
かわいい服、
着てみたら?
そうかな……

だれの、どんな態度が自分を苦しめているのか、よく考えてみましょう。「この関係がすべて」などということはありません。つらい関係は変えていきましょう。

ふり返ってみよう②

本当のことを言えない関係になっていないか？

相手の機嫌を損ねないようにウソをつくことはありませんか？　本心ではないのに、相手を試すようなことを言っていませんか？　本音で話せない関係は心の重荷を増やします。

自信がないからこじれてしまう

本当のことを言わないことで、つらい関係にとどまり続ける場合も、関係を保ちたいのに本当のことを言わず壊してしまう場合も、根本には自信のなさが隠れています。

自分に自信がないから……

否定されたり、支配されたりする関係の結果として生じることが多いが、過去の体験によるトラウマなどでも起こりうる

パターン１

支配的な相手から逃げられない

つらい関係のなかに、とどまり続けてしまう

パターン２

こんなに、うまくいくはずがない

やさしくされると不安になる

目の前にいる好ましい相手との関係は保ちたいと思っていても、いつか裏切られるのではないかと不安になる

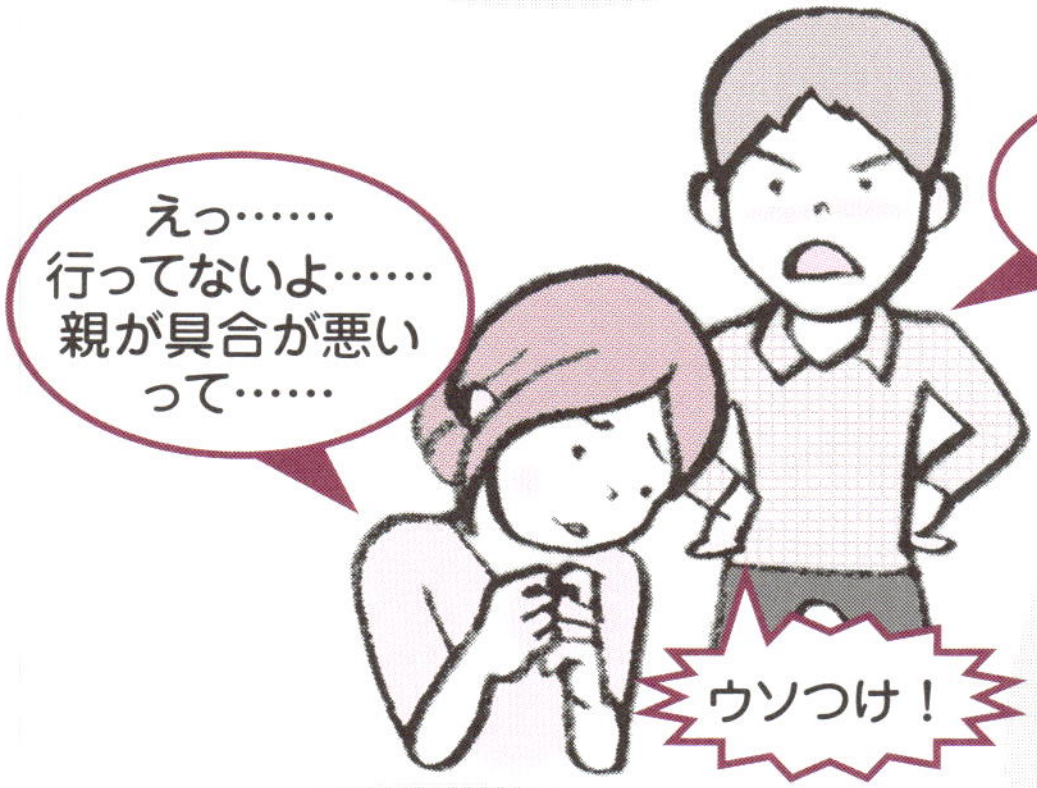
食事会、行かないって言ってただろ！
えっ……行ってないよ……親が具合が悪いって……
ウソつけ！

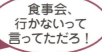

自分の気持ちや行動を隠す

相手を心配させたり、怒らせたりしたくない。できるだけ穏やかに過ごしたくて、とくに後ろめたくないことでも報告しなかったり、ちょっとしたウソをついたりする

隠しごとが見つかり、束縛・支配が厳しくなる

ウソがばれると相手は怒り、より一層束縛と支配のルールが厳しくなってしまう。つらい気持ちがますます強まっていく

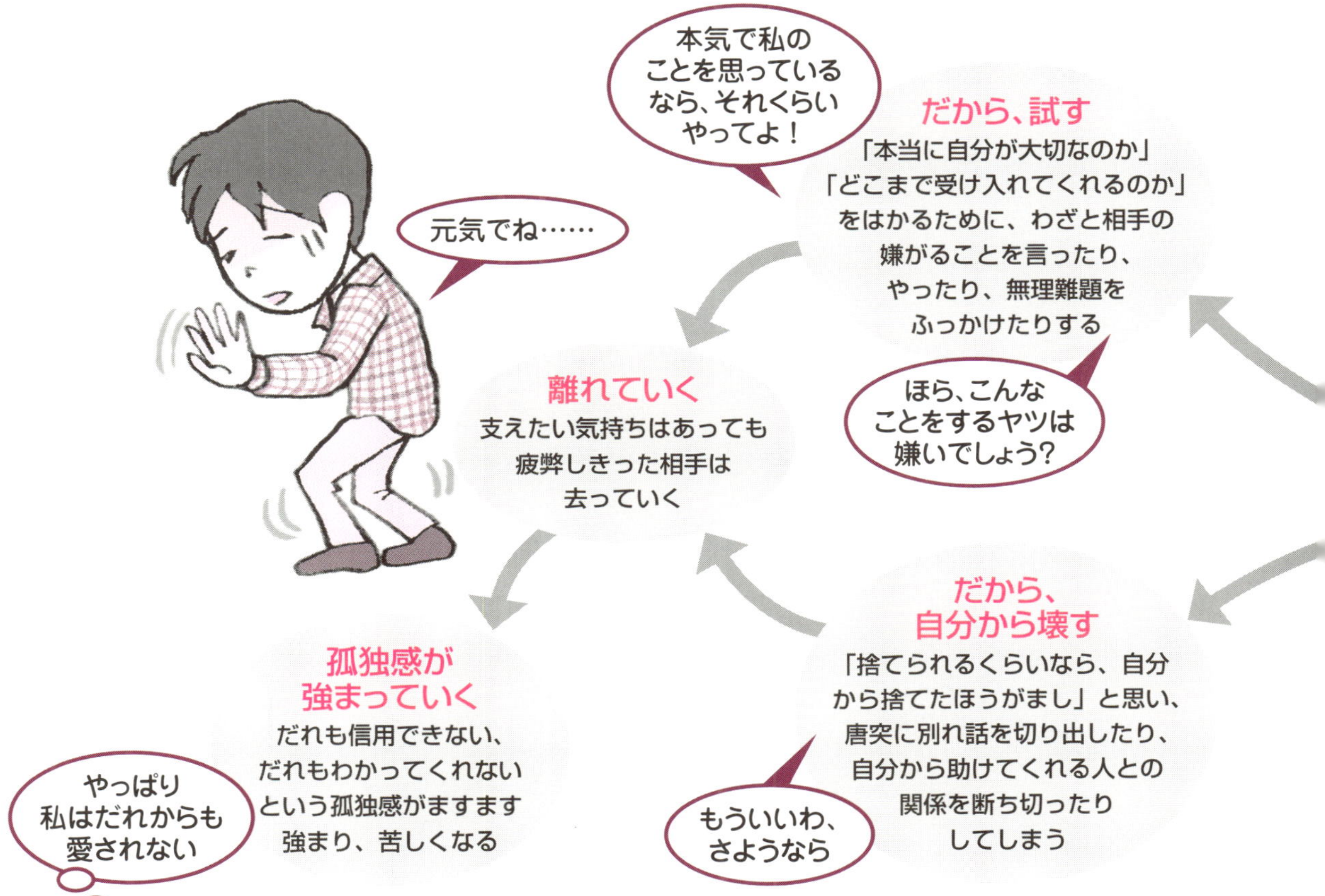
本気で私の
ことを思っている
なら、それくらい
やってよ！
だから、試す
「本当に自分が大切なのか」
「どこまで受け入れてくれるのか」
をはかるために、わざと相手の
嫌がることを言ったり、
やったり、無理難題を
ふっかけたりする
ほら、こんな
ことをするヤツは
嫌いでしょう？
元気でね……
離れていく
支えたい気持ちはあっても
疲弊しきった相手は
去っていく
だから、
自分から壊す
「捨てられるくらいなら、自分
から捨てたほうがまし」と思い、
唐突に別れ話を切り出したり、
自分から助けてくれる人との
関係を断ち切ったり
してしまう
もういいわ、
さようなら
孤独感が
強まっていく
だれも信用できない、
だれもわかってくれない
という孤独感がますます
強まり、苦しくなる
やっぱり
私はだれからも
愛されない

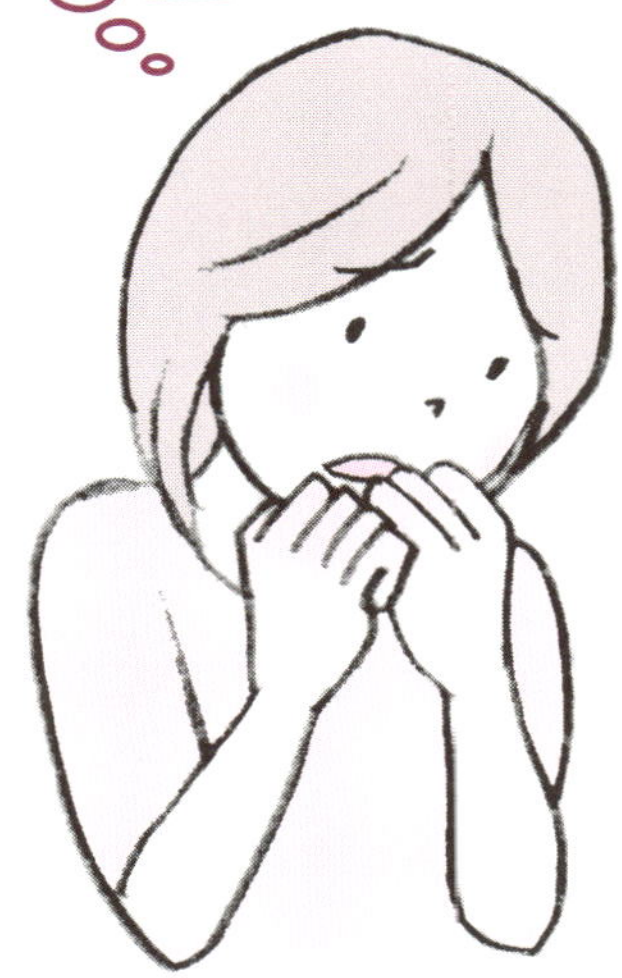

ほどよい距離が保てていない

ウソも方便という言葉があるように、多少のウソは人間関係を円滑にすることもあります。けれど、いちばん身近な人に本当のことを言えないのは、よい状態とはいえません。そうした関係が続くことでつらい気持ちは高まりやすく、根底にある自信のなさは一層強固なものになりがちです。

極端に自分に自信がないと、決して否定的でも支配的でもない人に対しても、本当のことを言えなくなってしまうことがあります。

いずれにせよ、相手とのほどよい距離の取り方を探っていく必要があります。

問題に気づいたら

過去は変えられない。だけど「今」は変えられる

これまでの生活をふり返り、自分と身近な人との関係性に問題があるとわかったら、よりよい関係にしていくための方法を考えていきましょう。変えられるのは「これから」の関係です。

必要なのは現在の関係を改善すること

今の苦しい関係が過去から連綿とつながっているものであっても、過去は変えられません。しかし、これからの関係は、今現在どう行動するかで変わってきます。

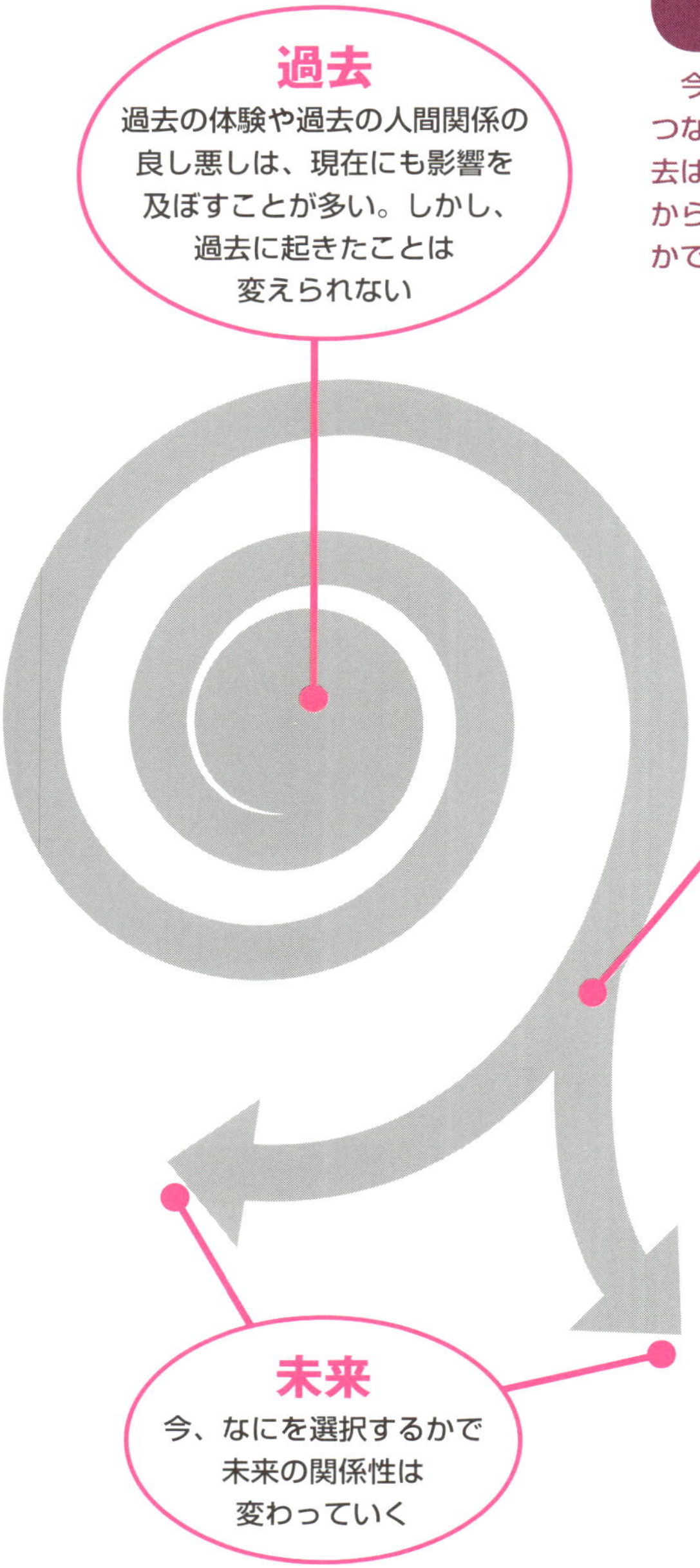
過去
過去の体験や過去の人間関係の良し悪しは、現在にも影響を及ぼすことが多い。しかし、過去に起きたことは変えられない
現在
今現在、自分と自分を取り巻く人の関係は、取り組み方しだいで変えられる
未来
今、なにを選択するかで未来の関係性は変わっていく

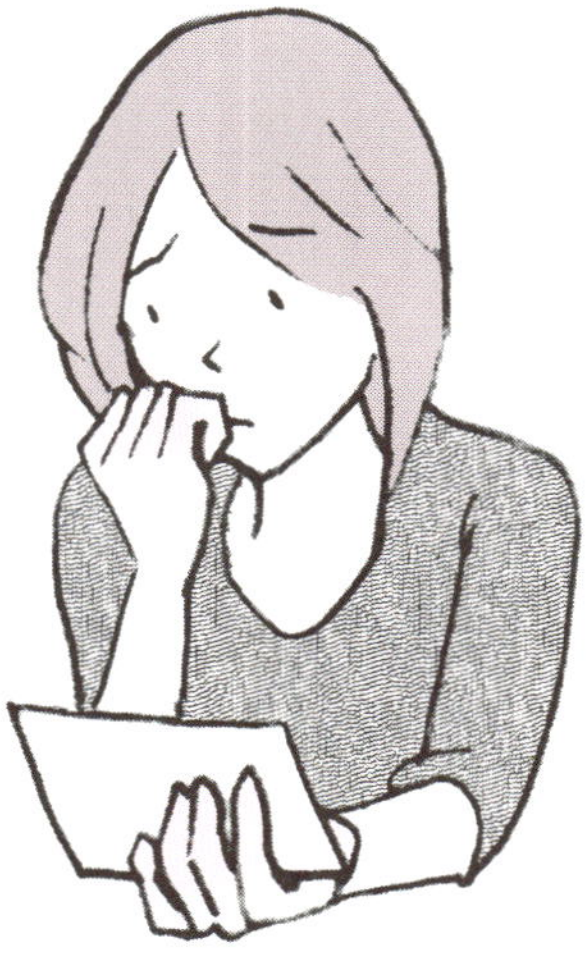

過去にこだわりすぎると、現在の関係の問題点に目が向きにくくなってしまう

どうやって現在の関係を変えるか？

自分を苦しめている関係を改善するためにできることは、いろいろあります。

ただ、良好な人間関係は双方の働きがあって成り立つもの。どちらか一方に変化を強いても、改善への道は遠いものになりがちです。

話し合う？

今、どうしたいのか、
どうしてほしいのかを言葉で伝えることで、
関係が変わっていく可能性はあります（→81ページ）。
過去のあれこれを責めたり、あるいは平謝りに謝ったり
したとしても、「今さらなんだ」と受け止められる
だけで、現在の関係の変化には
結びつきにくいことが
多いでしょう。

自傷への対応を変える？

自傷してしまったときの対応を周囲が
意識的に変えていくこと、本人もつらい気持ちに
対して自傷以外の行動をとれるように
心がけることで、関係性の
悪循環は止められるかも
しれません。

距離を置く？

自分はなにも変わろうとしない
相手との関係を、よいものにしていくのは
なかなか大変です。徐々に距離を置き、
相手への依存度を下げていくことを
考えましょう（→92、
94ページ）。

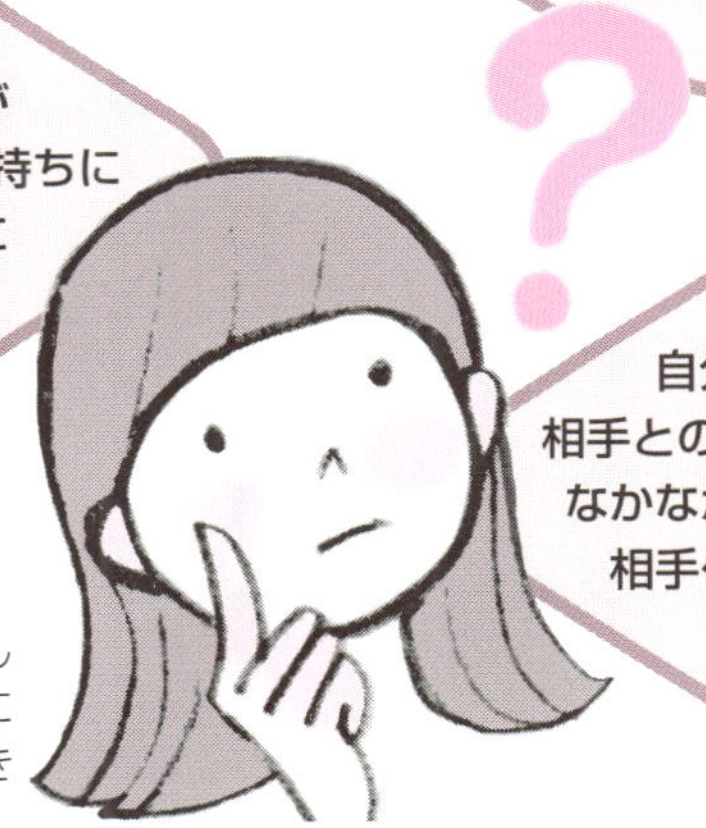

変われない相手に期待し続けても関係は改善しにくい。自分はなにができるのかを考えたい

過去を悔いるだけでは今の関係は改善しない

今、身近な人との関係に苦しんでいる人は、相手との過去をふり返ってみると、「こんなことを言われた、された」などという恨みがふつふつとたぎってくることもあるでしょう。あるいは逆に、「なんてひどいことをしてしまったのか」と自責の念にかられることもあるかもしれません。

けれど、過去にこだわっているだけで現在の関係が改善していくことはありません。今なにができるかを考え、実行していくことが、これからのよい時間をつくることにつながっていきます。

相手は変えられない。変えられるのは自分

行動を変える主役は自分自身です。相手に「こうしてほしい」と要望することはできても、変化を強いることはできません。相手に期待しすぎず、自分から変わっていくことが大切です。

関係を変えるレッスン①

離れる。離れるための準備を重ねる

離れられないものと決め込んでいる関係も、変えることはできます。家族と同居している人は、家を出て、ひとりで暮らすことも選択肢のひとつです。

本人向け

家族向け

離れるために必要なこと

「離れよう」と言っても、なにも準備しないまま飛び出したり、放り出したりすることをすすめているわけではありません。離れるためにはクリアしておきたいこともあります。

ほかにも「つながり」はある？

友人や恋人がいる、学校や職場など所属先があるという場合には、家族から離れやすいでしょう。

経済的に生活が成り立つ？

経済的に困窮した状態では、家族やパートナーと離れて暮らすのはむずかしいでしょう。ただ、暴力をふるわれているなどといったことがあれば、保護施設が利用できることもあります。精神保健福祉センター（→42ページ）などで相談してみましょう。

「自分ファースト」で考えよう

親やパートナーは、あれこれ理由をつけて引き留めることもあるでしょう。しかし、ここはあくまでも自分にとってなにがよいのかを考え、行動しましょう。

生活に必要なスキルは身についている？

部屋探しから生活用品の準備、各種の契約や支払い、着るもの、食べるものの調達など、ひとりで暮らしていこうとしたらやるべきことはいろいろあります。

離れることで関係が改善することも多い

離れたら、離してしまったら、取り返しのつかない状態になってしまうのではないかと、不安に思う人も少なくないでしょう。しかし、家族の関係がうまくいっていない場合、ずっといっしょにいるよりたまに会うくらいのほうが、関係が改善しやすいことはよくあります。成人前後に達しているなら、子どもが家を離れて住むのは現実的な選択肢です。

　恋愛・婚姻関係にある場合、関係を断ちたいというのであれば、離れるための準備を整えていきましょう。今は別れたくはないという場合も、相手だけに依存しないという姿勢が必要です。支配・被支配という関係から逃れるために、生活力をつけていくことを考えましょう。

すぐには無理でも準備を始める

　さまざまな事情で、今すぐ親やパートナーから離れるのはむずかしいという場合でも、相手に頼り切らないことが大切です。

自分のことは自分でできるようにしておく

　出かけるときは、できるだけひとりで公共の交通機関を使って移動するようにしましょう。相手に頼らなくてもできることを減らさない、増やしていくことが大切です。

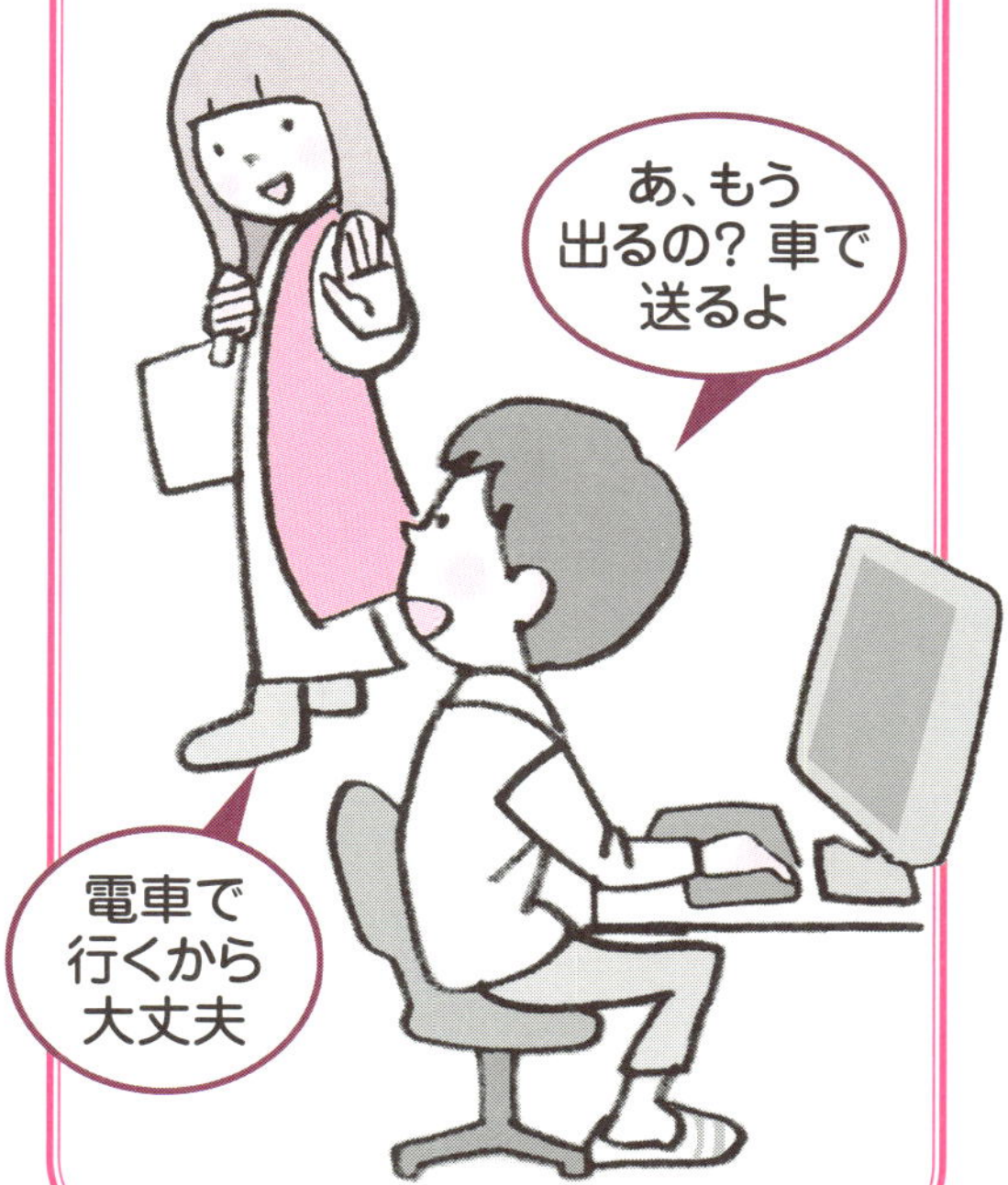
あ、もう出るの？ 車で送るよ
電車で行くから大丈夫

仕事やアルバイトを始めてみる

　経済的に依存しきらずにすむようになるという意味でも、所属先が増えるという意味でも、つらい関係から逃れやすくなります。

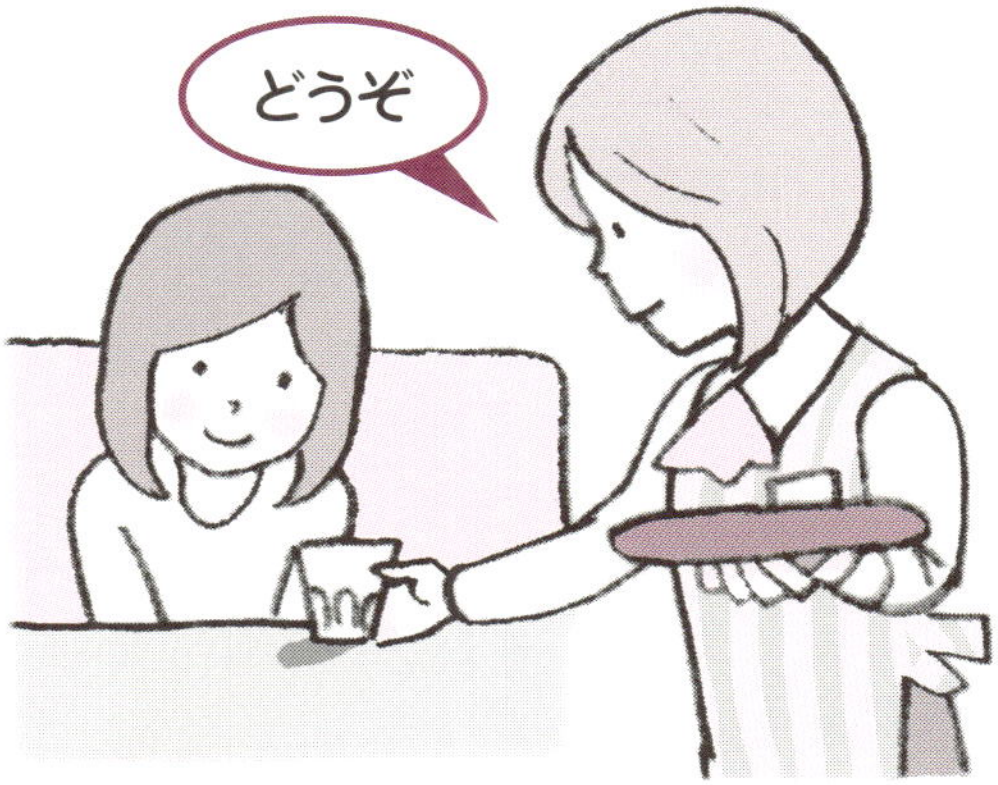
どうぞ

リストカットなどの跡が問題になるようなことはまずない

関係を変えるレッスン②

あきらめずに複数の〝依存先〟をつくっていく

本人向け

人との関係の結び方が、まったく信用しないか、頼りすぎるかの両極端にふれやすいと、閉じた関係になりやすくなります。そこは自覚的に変えていきましょう。

頼れる先を2つ以上、確保しよう

家族との関係がうまくいっていなければ、別のつながりで補っていきましょう。友だちや恋人もいないという場合でも、支援のプロは頼りになります。

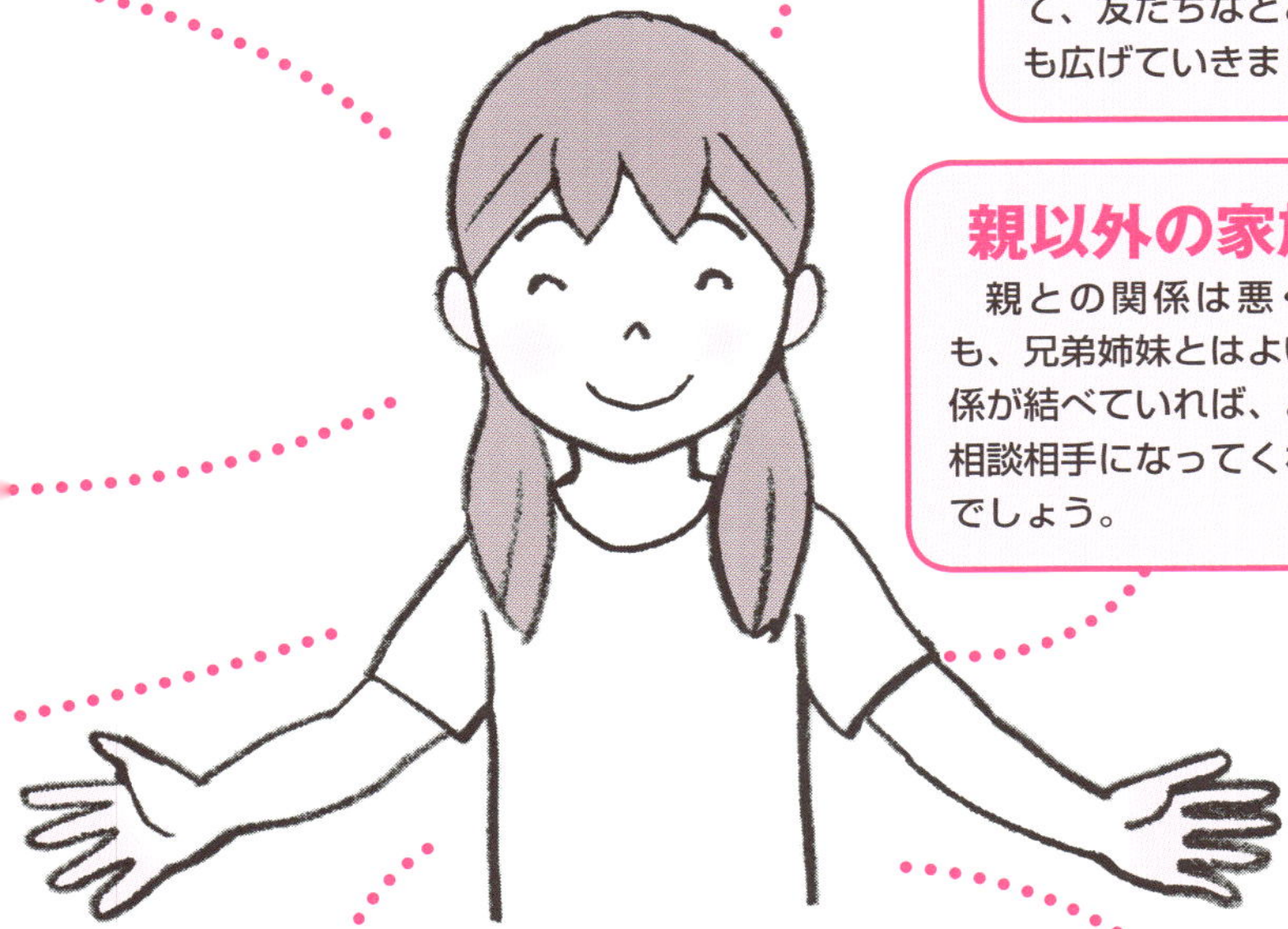

家族

批判的でも攻撃的でもなく、支えてくれる家族なら、いちばんのサポーターになれます。あわせて、友だちなどとの関係も広げていきましょう。

親以外の家族

親との関係は悪くても、兄弟姉妹とはよい関係が結べていれば、よい相談相手になってくれるでしょう。

SNS

友人との関係を保ったり、新しいつながりをつくったりするきっかけになることはあります（→ 96ページ）。

恋人

恋人がいるとふたりの関係に満足してしまいがちですが、同性の友人などとの関係も断ち切らないようにしましょう。

リアルな友人

話をしてみれば、「よい聞き手」はいるものです（→40ページ）。

学校や職場の関係者

友人といえるような関係ではなくても、共通の目標をもち、いっしょに活動できる人がいることが心の支えになることもあります。

プロの援助者

精神科医のほか、スクールカウンセラーや保健室の先生、学生相談室や保健管理センターのスタッフ、企業の健康管理センターのスタッフや保健所の保健師、子どものいる主婦なら、保育園の保育士や自治体の子育て支援課の職員などは、頼れるサポーターです。

治療薬

必要性が高ければ処方されることもあります。ただし、薬だけを頼りにしないようにしてください。

ひとつの関係に頼り切らない

自分を理解し、支えてくれる人がひとりでもいれば、心のつらさはずいぶん軽くなります。けれど、支える側に立ってみれば、死にたいほどのつらさをひとりで受け止めるのは大変なこと。特定の人ひとりに強く依存するのは危険です。その人が疲弊しきって関係が破綻してしまうと、支えが完全に失われてしまうおそれがあるからです。

だからこそ、ひとつの関係に頼り切らず、複数のつながりをつくっていきましょう。複数のつながりができると、一人ひとりへの期待度は下がります。そのぶん「裏切られた」と感じるようなことも減り、安定した関係を築きやすくなっていくでしょう。

浅い関係は将来の保険。自分から断たない

つねに恋人はいても同性の友人がいないという人は、恋人との関係がうまくいかなくなるたびに心の問題が大きくなりがちです。

それほど密な関係でなくてもよいので、友人とのつながりを保つ努力はしていきましょう。つながりが保たれていれば、なにかの拍子に大切なサポーターに変わってくれることもあります。

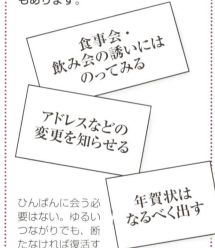

食事会・
飲み会の誘いには
のってみる

アドレスなどの
変更を知らせる

年賀状は
なるべく出す

ひんぱんに会う必要はない。ゆるいつながりでも、断たなければ復活することもある

関係を変えるレッスン③

SNSもつながりのひとつ。でも頼りすぎは危険

一〇～二〇代の人にとって、SNS（ソーシャル・ネットワーキング・サービス）は、ごく身近なコミュニケーション・ツール。支えになるかどうかは使い方しだいです。

本人向け

家族向け

よい面もたくさんある

SNSは、自分の思いを率直に、広く発信するには有効な手段です。

負担の少ない吐き出し口

いつでも、思い立ったときに、相手の都合を気にすることなく自分の気持ちを吐き出せます。

リアルなつながりがないほうが本音を言いやすいことも

匿名性の高いSNSを使えば、自傷をくり返していること、死にたいと思っていることなど、顔見知りには言えないこともつぶやけます。

知らない相手でも「つながり」を実感しやすい

自分が関心のある言葉をたどっていけば、自分と同じようなことに関心がある人を見つけやすくなります。面識がなくても簡単にメッセージをかわしあえるため、共感できそうな人を探すよいツールになります。

対面の相談につながることも

公的な機関などで、メールやLINEによる相談を受け付けていることもあります。電話をかけるのにためらいがある人には、相談のきっかけをつくりやすくなるでしょう。

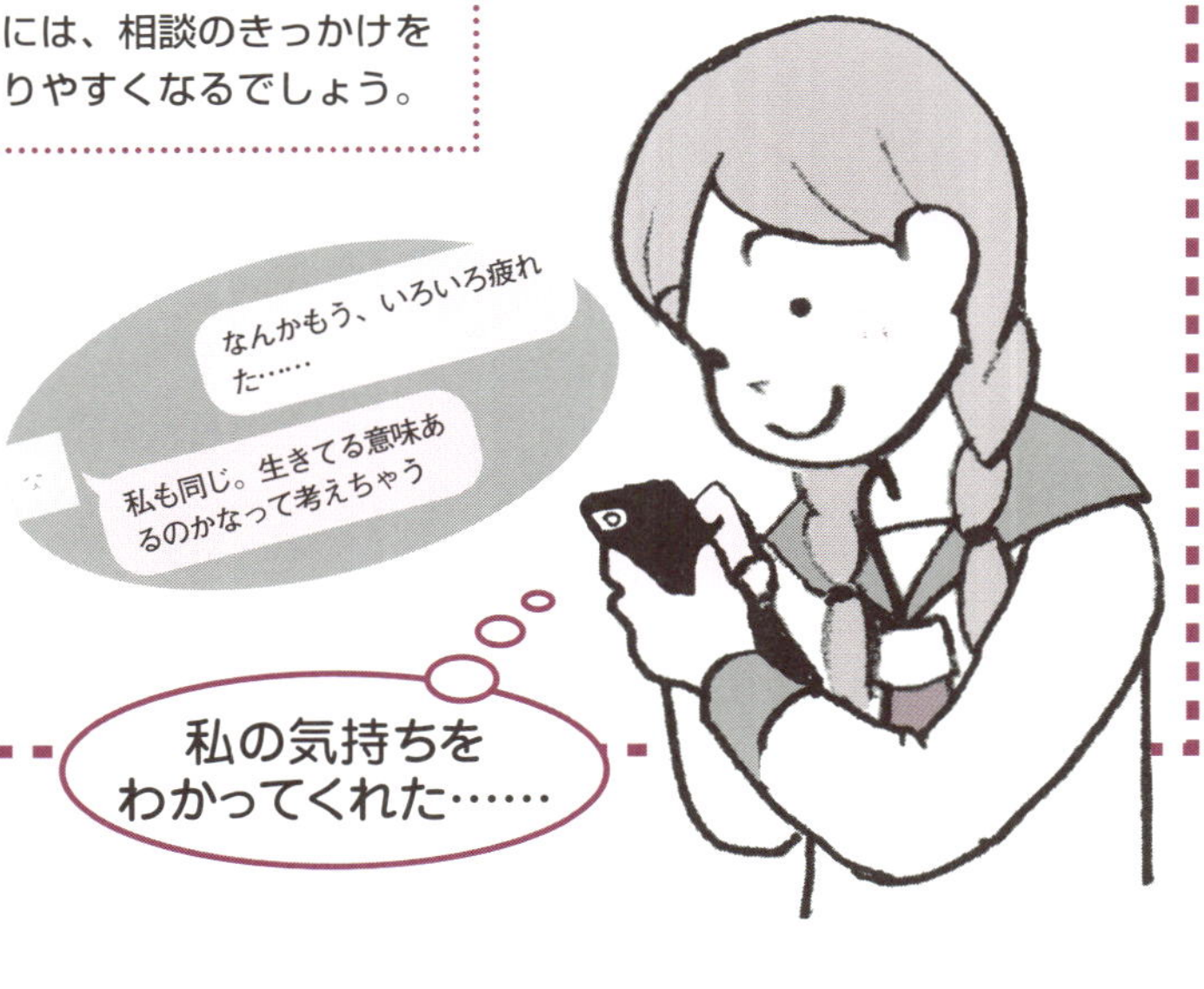

なんかもう、いろいろ疲れた……
私も同じ。生きてる意味あるのかなって考えちゃう
私の気持ちをわかってくれた……

ネットの世界だけを頼みの綱にしないで

SNSは、インターネットを利用したコミュニケーションのためのツールです。利用しない人には危なっかしく見えるかもしれませんが、実生活のなかで人とのつながりが薄い人にとっては、インターネット上のつながりが大きな心の支えになっていることもあります。

リアルな世界でのつながりを広げるツールとして、SNSを利用することもできます。ただし、ネット上でしか面識のない相手と実際に会うことには、やはり危険が伴います。公的な機関での対面相談なら心配はありませんが、それ以外の場合は一対一で会わない、グループ活動への参加も密室での会合なら避けるなどの注意が必要です。

危険な面も少なくない

よい面もたくさんあるとはいえ、やはり頼りすぎは危険です。

攻撃の対象になることも

ふともらした一言が誹謗中傷の的になり、炎上してしまうことも。ネットの世界でもいじめを受ければ、心に大きなダメージが残るおそれがあります。

他人の投稿に感情を乱されやすい

ほかの人の楽しそうな投稿を見て、うらやましい、自分はダメだ……などと絶望的な気分になることは珍しくありません。

返信の遅さに苛立ちがち

SNSでのつながりに依存しきっていると、連絡した相手からの反応が遅かったり、自分の投稿を無視されたりすると、「見捨てられた」という気持ちが募りがちです。

実際に会ってみて怖い思いをした

個人的にやりとりを始め、SNS上の知り合いに実際に会ってみたら、それまでの印象とまったく違ったということも。印象が違うだけでなく、怖い思いをすることもあります。

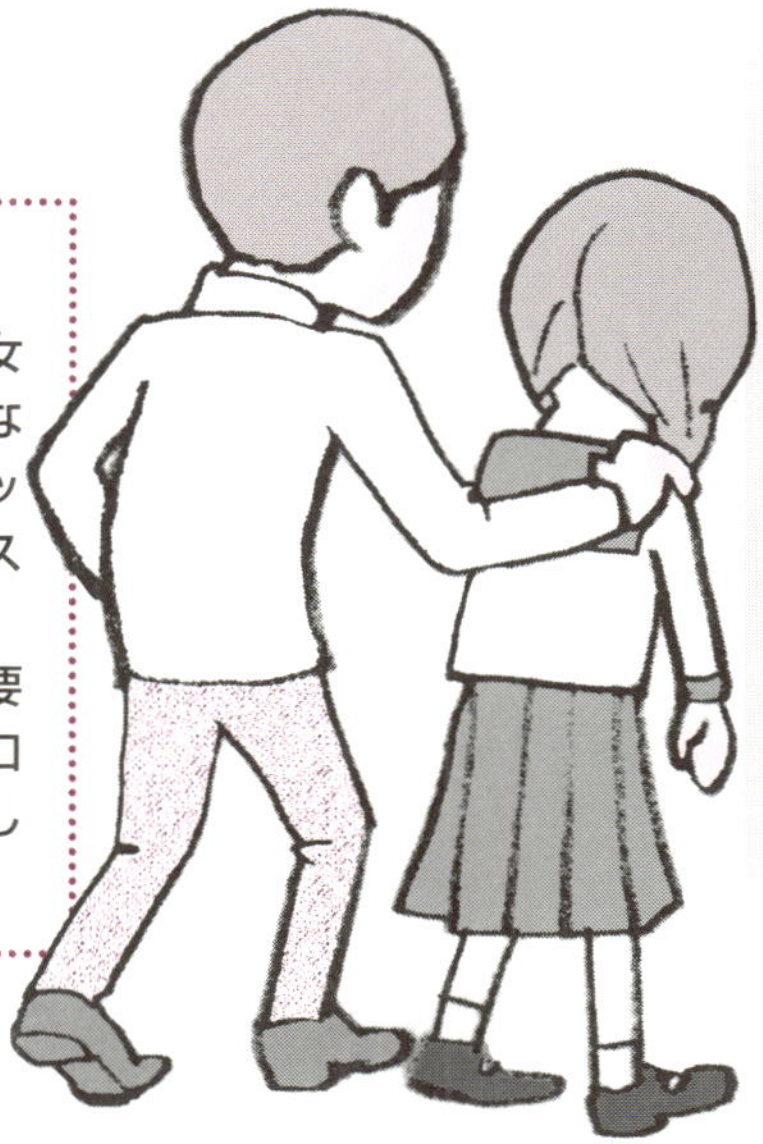

犯罪との親和性も高め

「死にたい」というつぶやきを残していた女性たちが殺害されるという、ショッキングな事件で注目が集まりましたが、インターネットを介した出会いで危険な目に遭うケースは、ネット黎明期からあったことです。

性犯罪に巻き込まれたり、商品購入を強要されたりする例もあります。つながりの間口が広がる分、思わぬ危険性もある点は注意しておきましょう。

COLUMN

自傷の跡を消したくなったときに

「記念碑」として残しておく意味はある

手首や腕などを切った傷跡は、赤く盛り上がったままになったり、白く変色したままなかなか消えなかったりします。

人目が気になったり、傷跡を見るたびに後悔したり、過去のことを思い出していやな気持ちになったりするということもあるでしょう。傷跡を目立たなくするために手術やレーザー治療を受けようかと考えている人もいるかもしれません。

ただ、こうした治療を受けても、すっかり傷が消えるとはかぎらず、逆に目立ってしまうこともあります。治療費も全額自己負担になりますから、積極的にはすすめられません。人目が気になるといっても、たいていは服装で隠せます。夏の時期に長袖を着ていても、「日焼けしたくない」「クーラーの風が苦手」などと言えば不思議に思われることもないでしょう。

傷跡は、つらい記憶を切り離しながら生きてきた過去の象徴でもあります。「記念碑」として残しておくことには、それなりの意味があります。碑を眺め、「がんばってきた自分」をいたわれるようになれば、もう後戻りする心配もないでしょう。

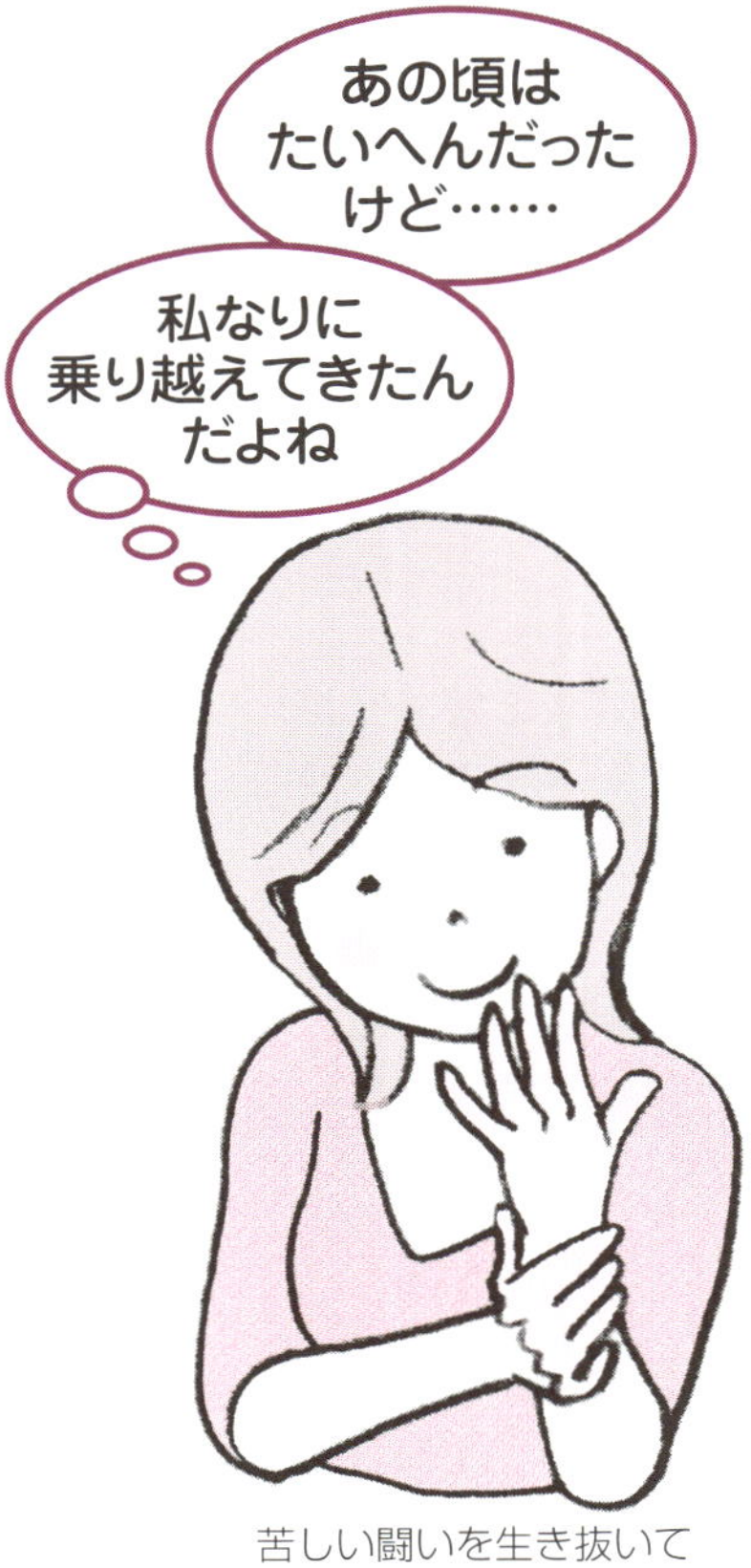
あの頃はたいへんだったけど……
私なりに乗り越えてきたんだよね

苦しい闘いを生き抜いてきた自分に自信をもとう

健康ライブラリー イラスト版

自《じ》傷《しょう》・自《じ》殺《さつ》のことがわかる本《ほん》

自分《じぶん》を傷《きず》つけない生《い》き方《かた》のレッスン

2018年 2 月13日 第1刷発行
2025年 1 月17日 第7刷発行

監 修	松本俊彦（まつもと・としひこ）
発行者	篠木和久
発行所	株式会社講談社 東京都文京区音羽二丁目12-21 郵便番号 112-8001 電話番号 編集 03-5395-3560 販売 03-5395-5817 業務 03-5395-3615
印刷所	TOPPAN株式会社
製本所	株式会社若林製本工場

N.D.C. 493 98p 21cm

ISBN978-4-06-259821-7

■監修者プロフィール

松本 俊彦（まつもと・としひこ）

国立研究開発法人 国立精神・神経医療研究センター精神保健研究所薬物依存研究部部長および薬物依存症治療センター センター長。1993年佐賀医科大学医学部卒業後、国立横浜病院精神科、神奈川県立精神医療センター、横浜市立大学医学部附属病院精神科、国立精神・神経センター精神保健研究所司法精神医学研究部、自殺予防総合対策センターなどを経て、2015年より現職。日本アルコール・アディクション医学会理事、日本精神科救急学会理事、日本社会精神医学会理事、日本青年期精神療法学会理事などを兼務。『自傷行為の理解と援助――「故意に自分の健康を害する」若者たち』（日本評論社）、『自傷・自殺する子どもたち』（合同出版）、『もしも「死にたい」と言われたら――自殺リスクの評価と対応』（中外医学社）など、著書多数。

■参考資料

松本俊彦著『自分を傷つけずにはいられない 自傷から回復するためのヒント』（講談社）

松本俊彦著『もしも「死にたい」と言われたら 自殺リスクの評価と対応』（中外医学社）

松本俊彦著『子どものこころの発達を知るシリーズ1 自傷・自殺する子どもたち』（合同出版）

B.W. ウォルシュ著／松本俊彦他訳『自傷行為治療ガイド』（金剛出版）

●編集協力　オフィス201、柳井亜紀
●カバーデザイン　松本 桂
●カバーイラスト　長谷川貴子
●本文デザイン　勝木デザイン
●本文イラスト　梶原香央里

講談社　健康ライブラリー　イラスト版

依存症がわかる本
防ぐ、回復を促すためにできること

国立精神・神経医療研究センター
精神保健研究所薬物依存研究部部長
松本俊彦　監修

違法薬物、アルコール、ギャンブル、ゲーム……。
深みにはまる理由から回復への行程まで徹底解説。

ISBN978-4-06-523723-6

解離性障害のことがよくわかる本
影の気配におびえる病

精神科医　東京女子大学教授
柴山雅俊　監修

現実感がない、幻を見る……統合失調症やうつ病とどう違う？
どう治療する？　不思議な病態を徹底図解し、回復に導く決定版！

ISBN978-4-06-259764-7

支援・指導のむずかしい子を支える魔法の言葉

特別支援教育ネット代表
小栗正幸　監修

話が通じない、聞く耳をもたない子の心に響く対話術。
暴言・暴力、いじめ、不登校……困った場面も乗り切れる！

ISBN978-4-06-259819-4

摂食障害がわかる本
思春期の拒食症、過食症に向き合う

跡見学園女子大学心理学部臨床心理学科特任教授
鈴木眞理　監修

太る恐怖、飢餓がまねく食への執着、過食の衝動……。摂食障害の
原因、経過から治療法、接し方まで解説。保護者、先生の必読書！

ISBN978-4-06-531395-4

トラウマのことがわかる本
生きづらさを軽くするためにできること

こころとからだ・光の花クリニック院長
白川美也子　監修

つらい体験でできた「心の傷」が生活を脅かす。
トラウマの正体から心と体の整え方まで徹底解説！

ISBN978-4-06-516189-0

子どものトラウマがよくわかる本

こころとからだ・光の花クリニック院長
白川美也子　監修

虐待、性被害、いじめ……。過酷な体験が心に傷を残す。
子どものトラウマの特徴から支援のしかたまで徹底解説！

ISBN978-4-06-520432-0

講談社　こころライブラリー　イラスト版

境界性パーソナリティ障害の人の気持ちがわかる本

市ヶ谷ひもろぎクリニック
牛島定信　監修

本人の苦しみと感情の動きをイラスト図解。周囲が感じる
「なぜ？」に答え、回復への道のりを明らかにする。

ISBN978-4-06-278967-7

双極性障害（躁うつ病）の人の気持ちを考える本

順天堂大学医学部精神医学講座主任教授
加藤忠史　監修

発病の戸惑いとショック、将来への不安や迷い……。
本人の苦しみと感情の動きにふれるイラスト版。

ISBN978-4-06-278970-7